CÓMO POTENCIAR LA INTELIGENCIA DE LOS NIÑOS CON LA MÚSICA

ROBIN BOOK

Joan Maria Martí

CÓMO POTENCIAR LA INTELIGENCIA DE LOS NIÑOS CON LA MÚSICA

MA NON TROPPO

Diseño de cubierta: Regina Richling

Ilustración de cubierta: iStockphoto

Realización: ebc, serveis editorials
Diseño de interior: Montserrat Gómez Lao

ISBN: 978-84-15256-62-5

Depósito legal: B-3.629-2014

Impreso por Sagrafic, Plaza Urquinaona, 14, 7.° 3.ª, 08010 Barcelona

Impreso en España - *Printed in Spain*

ÍNDICE

A mi querida esposa Fanny, por su amor,
paciencia y apoyo constante.

Y, con especial emoción, a mis alumnos
y compañeros del Col·legi Sant Francesc d'Assis
de Barcelona, que han vivido muchas de
las técnicas comentadas en este libro.

AGRADECIMIENTOS

A Pere G., Roca G., Alícia P., Pere R., y Roca V. por sus consejos y orientaciones en las materias en las que son especialistas.

A todos los amigos, colegas y familiares que habéis contribuido repasando los capítulos, por vuestra atenta lectura, comentarios críticos y sugerencias mi más sincero agradecimiento por vuestra amabilidad y disponibilidad.

A Elisabet, Alba, Fanny, Marc y Quim por dejarse fotografiar. ¡¡Muchas gracias!!

INTRODUCCIÓN

Muchas veces pensamos como podemos mejorar la educación de nuestros hijos o de nuestros alumnos. Utilizamos recursos que contribuyen a su mejor y mayor desarrollo. Hoy en día la tecnología pone a nuestro alcance infinidad de materiales que podemos emplear o adaptar: Vídeos, grabaciones musicales, láminas, dibujos, están a nuestro alcance con solo un clic. Tenemos multitud de materiales y herramientas pedagógicas en casa o en clase que pueden servirnos, pero a veces no sabemos cómo podemos hacer uso de ellos. Uno de estos elementos es la *Música*.

La teoría de las inteligencias múltiples de H. Gardner incluye la inteligencia musical junto a otras como la inteligencia matemática, la lingüística, la corporal-cinestésica, la naturalista, la espacial y las que conformarían lo que hoy se conoce como inteligencia emocional. Aunque en cada uno de nosotros predomina una inteligencia sobre las otras, cuanto más desarrolladas tengamos las demás inteligencias, mejores capacidades y hábitos tendremos para mejorar nuestra vida diaria, tanto a nivel social, como intelectual o físico.

Piensa que la música ofrece infinidad de recursos al alcance de todos para mejorar el lenguaje, los conceptos matemáticos, la expresividad, las relaciones interpersonales, las intrapersonales, la mejora de la autoestima, el desarrollo de hábitos, la rigurosidad, la diversión, la concentración o la felicidad.

En este libro podrás encontrar herramientas que podrás utilizar tanto en la escuela como en casa con tus hijos.

El libro está dividido en dos partes, de tres capítulos la primera y cuatro la segunda.

El primer capítulo presenta la teoría de las inteligencias múltiples y su relación con la música y aporta ejemplos prácticos de cómo esta puede desarrollar las capacidades o inteligencias.

En el segundo capítulo encontrarás ideas que puedes desarrollar en el aula, tanto si eres especialista de música como si no lo eres; o que puedes desarrollar en casa con tus hijos. No es necesario saber música. Hay muchos elementos musicales que sin haberlos estudiado pueden ayudarte en el desarrollo de tus niños. Ya lo verás.

El tercer capítulo presenta diferentes maneras para poder trabajar las audiciones. No importa el estilo de música. Lo interesante es que transmita y tenga conexión con los niños a los que va dedicada la actividad.

La segunda parte se inicia con el capítulo 4 y son aportaciones que podemos hacer con la música para poder explicar y practicar diferentes conceptos matemáticos. Es habitual ver y leer como las operaciones matemáticas explican conceptos musicales, pero en este caso nos servimos de la música para estudiar matemáticas a diferentes niveles.

Lo mismo sucede en el capítulo 5, que trata sobre cómo podemos trabajar el lenguaje a través de la música o de cómo la música es un elemento didáctico que puede favorecer al desarrollo del lenguaje.

El sexto capítulo trata diferentes aspectos musicales para desarrollar las capacidades motrices y corporales. Está centrado en el baile y la danza, pero también en el juego.

El libro termina con la interacción de la música con la inteligencia emocional, tan importante para el desarrollo de la personalidad.

Los ejemplos y consejos están basados en mis años de docente. Puede que, por las características de tu alumnado o de tus hijos, puedan servirte o quizás no. En todo caso te aportarán ideas que podrás adaptar a tus circunstancias y mejorarlos.

La pretensión de este libro es la de mostrar como un elemento tan frecuente y presente en nuestra vida diaria como es la música, puede ayudar en el desarrollo de las capacidades de nuestros niños. Si les aportamos las herramientas, ellos disfrutarán aprendiendo. Hay que tener presente que ELLOS son los que deben decidir si utilizarán estas capacidades posteriormente en su vida adulta.

No se trata de crear pequeños grandes genios de la música, sino de que disfruten con la música y puedan aprender a través de ella tanto con lo que les aporte desde un punto de vista personal como desde una perspectiva intelectual.

PRIMERA PARTE
Cómo trabajar con la música

1

INTELIGENCIA Y MÚSICA

Inteligencia *versus* inteligencias múltiples

Cuando nos preguntamos qué es la inteligencia podemos pensar en respuestas tipo: La inteligencia es el conocimiento que cada uno posee y que es diferente en cada persona. Podríamos pensar qué es lo que nos indica la cifra obtenida en diferentes tests para estimar nuestro Coeficiente Intelectual (CI). Otra respuesta puede ser la capacidad de entender o comprender y resolver problemas.

Muchas veces fijamos nuestra atención en lo que nos parece más inteligente, quizás porque conocemos sus capacidades o sabemos el resultado de sus tests de CI. Si es el más listo de la clase, tiene la presión de continuar siéndolo, acabar primero los ejercicios, y acabarlos bien. Todos esperamos que sea algo en el futuro. En cambio, si su coeficiente es más modesto, ¿para qué va a esforzarse si se le dan mejor otro tipo de cosas? Inventa juegos, herramientas para hacer «noséqué», crea una historia y la dibuja, piensa en cómo construir una cabaña en el jardín. Nadie espera que obtenga unos resultados brillantes. O quizás sí.

Diferentes estudios se centran en que la inteligencia es una e invariable, es decir, se nace con esa cualidad o capacidad, y esta permanece uniforme y estática durante toda la vida.

Otras teorías opinan que la inteligencia puede modificarse con el tiempo y que abarca más de una capacidad-inteligencia. Es la línea marcada por los estudios como los de H. Gardner con la teoría de las inteligencias múltiples, que defienden la inteligencia como forma de adaptación al medio, más que una capacidad medida en los tests de CI.

Todos poseemos diferentes inteligencias que son complementarias entre ellas y con los tests de C.I.

Según Gardner, todas las personas poseemos diferentes tipos de inteligencia que son complementarias a los resultados de los tests de CI y que varían según las experiencias vividas, el lugar donde se crece, la educación en definitiva, según el contexto que rodea a cada uno.

Por ejemplo, si imaginamos a un excelente químico, perdido en medio de la selva amazónica y sin herramientas ni víveres, podemos pensar que tendría muy difícil su supervivencia. En cambio, un indígena del Amazonas, podría sobrevivir en una gran ciudad, ya que tiene otro tipo de habilidades que le permiten adaptarse al medio en el que se encuentra.

Todas las capacidades son complementarias entre sí, por ello es deseable desarrollarlas por igual. Las influencias que recibimos y las oportunidades que se nos presentan son las que hacen posible el desarrollo de nuestras capacidades. Un par de ejemplos:

- Un reputado escritor puede ser pésimo a la hora de diseñar un espacio: Tiene muy desarrollada la capacidad-inteligencia lingüística, pero muy poco la espacial.
- Un futbolista de 1° División tiene muy desarrollada la inteligencia corporal-cinenestésica y no tiene porqué tener desarrollada la musical.

En un principio se hablaba de siete inteligencias, pero con el tiempo han ido aumentando hasta diez. Las últimas en incorporarse han sido la inteligencia naturalista, que es comúnmente aceptada, y la inteligencia existencial y la espiritual, que no acaban de ser equiparadas a las ocho que son ya comúnmente aceptadas, pero las incluimos pues hay estudios que sí las tienen en cuenta.

Resumidamente, las diez capacidades o inteligencias múltiples son:

Inteligencias múltiples

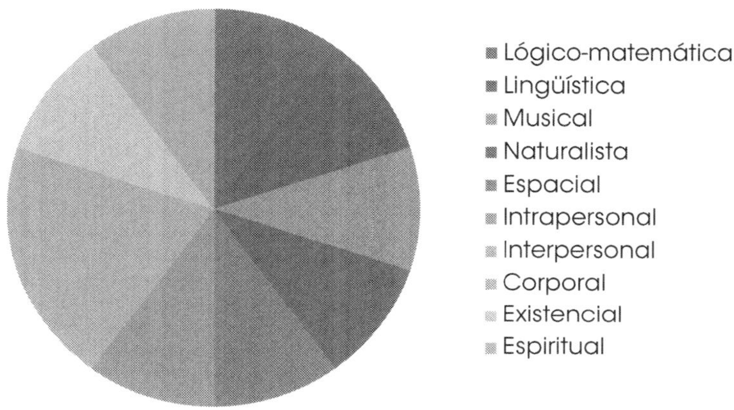

- *Inteligencia lógico-matemática:* Es la que usamos para resolver problemas de base lógica y/o matemática. Está relacionada con el desarrollo del pensamiento abstracto. Permite formar y descifrar patrones que tienen una relación numérica.
- *Inteligencia lingüística:* Es la que se relaciona con la comunicación verbal tanto hablada como escrita.
- *Inteligencia musical:* Es aquella que se relaciona con el lenguaje musical, el tono y el ritmo.
- *Inteligencia naturalista*: Es la que usamos cuando observamos y/o estudiamos la naturaleza.
- *Inteligencia espacial:* Es la que consiste en la capacidad de poder formarse una imagen mental en tres dimensiones. Permite percibir un objeto visualmente y poder modificarlo también visualmente.
- *Inteligencia intrapersonal*: Es la que hace conocernos a nosotros mismos y todos aquello relacionado como la asertividad, la autoconfianza y la automotivación.
- *Inteligencia interpersonal:* Es la que nos ayuda a relacionarnos y a entender a los demás. En ellas encontramos la empatía.
- *Inteligencia corporal o cinestésica:* Es la que nos da la capacidad de utilizar nuestro cuerpo para realizar actividades, controlar nuestros movimientos y la habilidad en el manejo de objetos.

- *Inteligencia existencial:* Es la capacidad que nos hace reflexionar sobre la condición humana, la transcendencia de la vida y la muerte o situarnos en el cosmos.
- *Inteligencia espiritual*: Es aquella capacidad en la que se muestra inquietud por cuestiones cósmicas más allá del plano material, capacidad para alcanzar experiencias espirituales y el efecto que alguien dotado de una gran fuerza espiritual puede ejercer sobre otros.

Las inteligencias personales confieren lo que conocemos como inteligencia emocional, que engloba las habilidades sociales, la empatía, la gestión de las emociones, la motivación y la autoconsciencia, entre otras gestiones.

Por ejemplo, un gran matemático puede ser pésimo a la hora de escoger a sus amistades: Tiene muy desarrollada la capacidad-inteligencia lógico-matemática, pero muy poco la interpersonal.

Relación entre la música y la(s) inteligencia(s)

Ante todo esto, es evidente preguntarnos qué relación existe entre la música y todas estas inteligencias y/o capacidades.

La música ayuda a potenciar diferentes capacidades como la lógico-matemática, la corporal-cinestésica, las personales (intrapersonal e interpersonal) y la propia inteligencia musical, que es la que está relacionada con el lenguaje musical, con factores como tono y ritmo y que está más desarrollada en aquellos que utilizan la música como instrumentistas, compositores o bailarines.

En el ámbito físico, sabemos que cada uno de los dos hemisferios del cerebro alberga capacidades diferentes y que, aunque trabajan juntos, en cada ser humano predomina una parte hemisférica o la otra, de manera que las capacidades del hemisferio preponderante tienden a prevalecer más que las del otro. Es lo que se conoce como lateralidad.

Tenemos una parte que es más creativa y soñadora que genera ideas de manera espontánea y otra parte más lógica, que se ocupa del análisis y la resolución de problemas o la escritura. Cuanto más experimentamos en nuestra infancia, más uniones nerviosas se forman, y son las uniones de los primeros años las que se mantienen a lo largo del desarrollo y estimulan la inteligencia. Aquí es donde nuestra tarea como docentes de música es importante, porque como veremos más adelante, la música estimula las capacidades de ambos hemisferios.

Algunas de estas capacidades se desarrollan en una parte concreta del cerebro, otras utilizan diferentes partes de este. Un ejemplo de ello son la música y el lenguaje, que se desarrollan en un hemisferio u otro, o en ambos dependiendo de qué actividad musical estemos desarrollando.

Veamos las diferentes capacidades que se desarrollan en cada hemisferio y posteriormente cuáles están ligadas con la música:

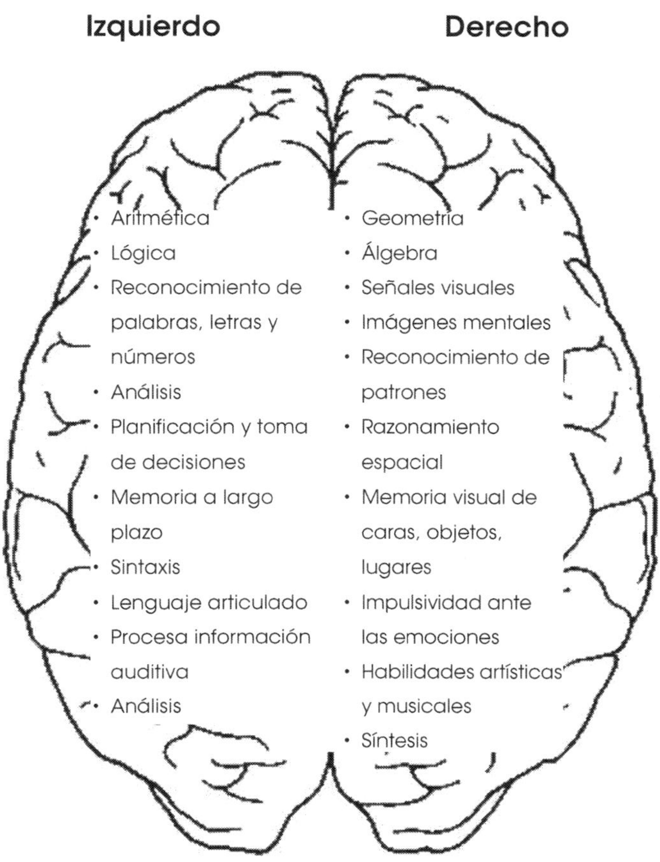

La música se mueve en los dos hemisferios, ya que música es tanto aquello que escuchamos, lo que emitimos con la voz, la que recordamos y cantamos mentalmente, la que hace bailar o mover partes del cuerpo, marcar un ritmo constante, contar 1-2-3-4 1-2-3-4, la que nos hace sentir sensaciones, la que nos hace pensar en estructuras y esquemas que se repiten como los estribillos, la que nos recuerda a alguien o a algo, la que nos relaja, la que nos hace pensar cuando la componemos, ya que todos somos capaces de componer.

La música utiliza diferentes capacidades de los dos hemisferios

Veremos las capacidades que utilizan simultáneamente nuestros alumnos cuando hacen práctica instrumental en la escuela. Las siglas **H.D.** y **H.I.** marcan si se realizan en el Hemisferio Derecho (**H.D.**) o en el Izquierdo (**H.I.**). La cursiva indica la capacidad que se utiliza:

- Vemos las indicaciones de la maestra o algún compañero de clase que dirige. *(Señales visuales.)* **H.D.**
- Al leer la partitura *reconocemos los símbolos, palabras y números.* **H.I.**
- Cuando tocamos *decidimos* cómo interpretamos y *decidimos* cómo resolver los problemas que aparecen en la interpretación. (ligado con la lógica.) **H.I**
- Utilizamos la *lógica para resolver problemas* que aparecen cuando estamos tocando un instrumento. (O cuando estudiamos.) **H.I.**
- *Escuchamos y analizamos* lo que oímos. ¿Estamos afinados? ¿Cantamos todos juntos? **H.I.**
- *Reconocemos patrones musicales* que hemos tocado antes. **H. D.**
- *Sentimos, nos emocionamos, evocamos recuerdos o imágenes.* **H.D.**
- Desarrollamos nuestras *habilidades musicales y artísticas.* **H.D.**

Otras zonas del cerebro relacionadas con la música son los lóbulos parietal, frontal, occipital y temporal.

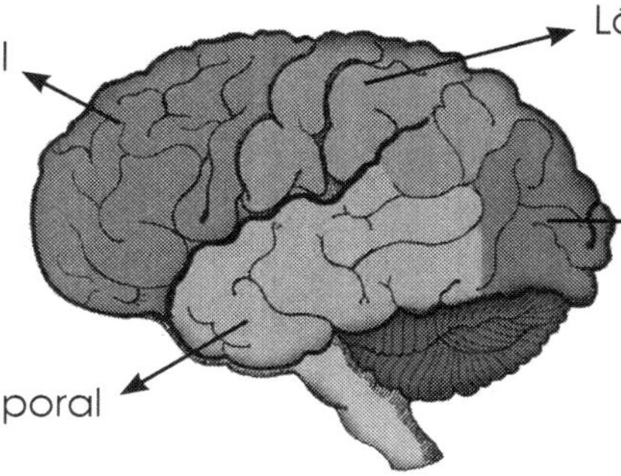

Diferentes estudios científicos han estudiado las relaciones entre los lóbulos y las capacidades que en ellos se desarrollan:

- *Lóbulo frontal*: Está relacionado con el control motor, con el pensamiento creativo, la planificación de futuras acciones, lenguaje, expresión artística, toma de decisiones, conducta emocional, memoria e imaginación. Por ejemplo, es importantísimo en la interpretación musical la memoria muscular o corporal que permite que movamos los dedos o los brazos sin mirar dónde los ponemos. También pensamos lo que tenemos que hacer, llevamos a cabo la improvisación y la expresividad.
- *Lóbulo parietal*: Procesa la información sensorial procedente del exterior, la manipulación de objetos y también los números y sus relaciones. Por ejemplo es importante cuando tocamos cualquier instrumento para saber si hacemos demasiada presión con los dedos o no debemos soplar tan fuerte. También es importante cuando procesamos las indicaciones en las partituras.
- *Lóbulo occipital*: Es la zona donde se reciben los estímulos visuales. En él reside la capacidad para interpretar aquello que vemos. Aquí desciframos las indicaciones de la partitura y las del director: Más rápido, menos fuerte, despacio, acabamos.
- *Lóbulo temporal*: Es la zona donde se reciben los estímulos auditivos. Recuerdo de palabras y nombres. Memoria visual. Recordamos la partitura o la letra si la interpretamos de memoria. Escuchamos nuestro propio sonido, si estamos afinados, si el

volumen está demasiado alto y también escuchamos al resto del grupo para ir todos al mismo tiempo.

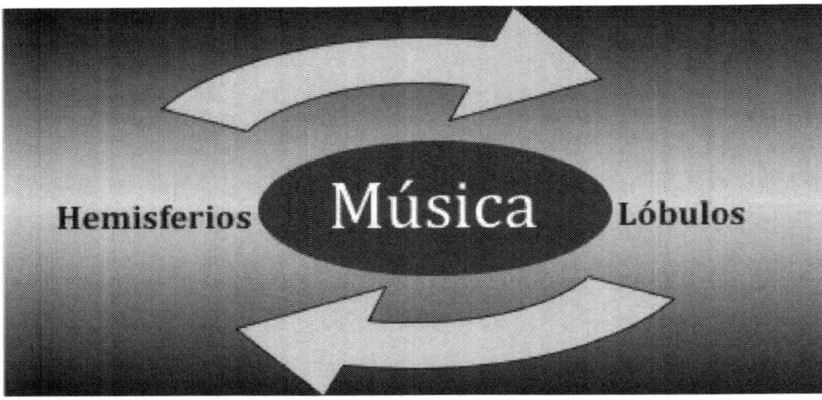

La música estimula las capacidades que encontramos en ambos hemisferios y en estos cuatro lóbulos, de manera que podemos potenciar globalmente las habilidades de los niños a través del aprendizaje musical con el canto, el baile o tocando algún instrumento y como veremos en los siguientes capítulos:

La música es una herramienta transversal para el aprendizaje de otras materias

Hay estudios que demuestran una relación directa entre una temprana instrucción musical y el crecimiento cognitivo de habilidades no específicamente musicales, como son las matemáticas, las lenguas, las ciencias naturales, entre otras.

Muchas veces nos negamos a utilizar la música en la enseñanza de las ciencias, las matemáticas o el lenguaje ya que creemos que hay que *SABER* antes que *HACER*. Pero si pensamos que podemos hablar antes de aprender a escribir ¿por qué no nos hacemos el mismo planteamiento en el campo de la música? Realmente *HACEMOS* música antes de aprender. Es algo innato en el ser humano.

Rousseau teorizó que el lenguaje y el canto tienen un origen común, pues el canto no es más que el habla en diferentes alturas. Este puede ser otro ejemplo de la musicalidad natural de cada uno.

Entonces, el balbuceo de un bebé, ¿es música o es lenguaje? Prueba de hacer el siguiente ejercicio en voz alta, como si volvieses a ser un bebé y no con la entonación que darías a una frase si la leyeras. **Interpreta**.

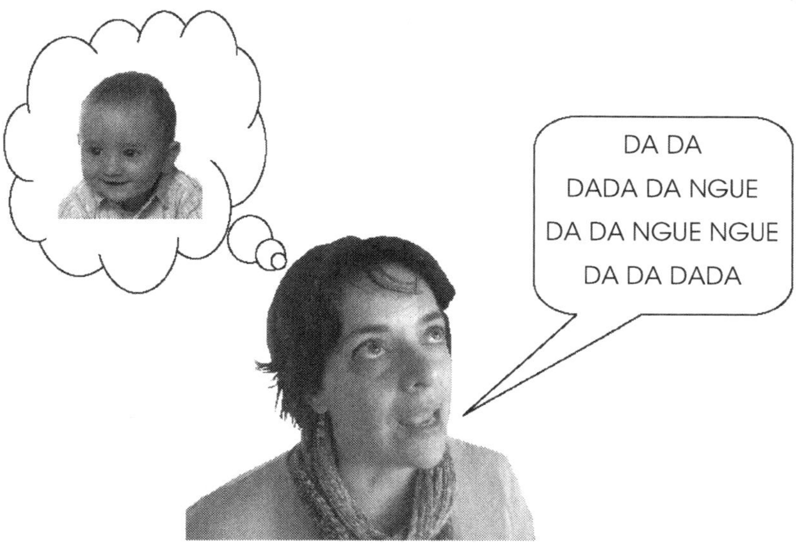
DA DA
DADA DA NGUE
DA DA NGUE NGUE
DA DA DADA

¿Qué opinas? ¿Es lenguaje? ¿Es música? ¿Es una mezcla de ambos? Piensa en la teoría de Rousseau

La música nos permite trabajar diferentes áreas personales

La música produce diferentes aportaciones, sensaciones o reacciones en diferentes áreas personales como son la social, la cognitiva, la fisiológica, la espiritual y la emocional.

Esto nos puede ayudar a la hora de educar, tanto en el aporte de conocimientos como en el crecimiento personal, ya que aportamos seguridad, concentración, impulsamos la imaginación, evocamos imágenes y recuerdos, fomentamos el sentido de permanencia a un grupo (amigos, clase, equipo deportivo) y, sobre todo, hace *SENTIR* a quien la interpreta y a quien la escucha. La música provoca que sentimientos y emociones se muevan en nuestro interior. Puede conmovernos, emocionarnos, entristecernos, divertirnos. Es nuestra parte emocional, y muchas veces la descuidamos.

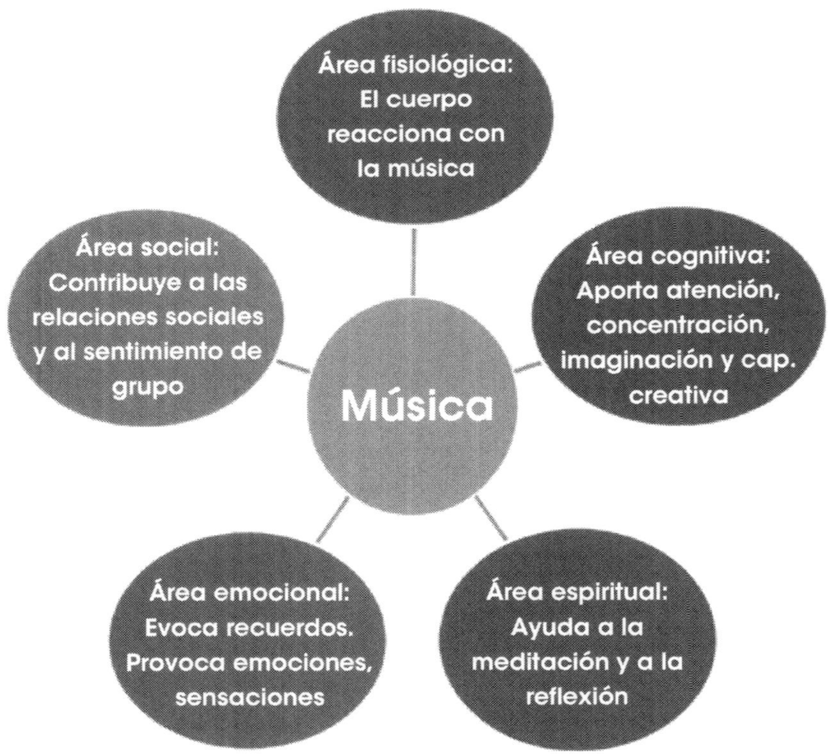
Área fisiológica: El cuerpo reacciona con la música
Área social: Contribuye a las relaciones sociales y al sentimiento de grupo
Área cognitiva: Aporta atención, concentración, imaginación y cap. creativa
Música
Área emocional: Evoca recuerdos. Provoca emociones, sensaciones
Área espiritual: Ayuda a la meditación y a la reflexión

¿Cómo podemos impulsar el desarrollo de las inteligencias?

Primero debemos pensar que no hace falta crear grandes genios de la música y que todos los excesos son malos. No debemos estar todo el día estimulando y estimulando y volviendo a estimular. Lo interesante es que los niños tengan las mayores posibilidades para poder desarrollar sus propias capacidades cuando las necesiten para poder cumplir sus objetivos.

Para el desarrollo integral del niño hay que tener en cuenta sus propias características psicoevolutivas y su proceso para asimilar nuevos aprendizajes. Nuestra función es proporcionarle los estímulos necesarios para su desarrollo.

Veamos algunas pautas orientativas, pues el desarrollo es individual y diferente en cada niño:

De 0 a 3 años:

Sabemos que oímos antes de nacer. Por ello es interesante que durante el embarazo cantemos canciones que luego el bebé reconocerá y le aportarán tranquilidad y sosiego. Hay diversas teorías sobre la música de Mozart y sus efectos, pero si le cantas canciones a tu bebé, podrás cantárselas en cualquier lugar. No necesitarás un reproductor. Además la voz de la madre es importantísima para él, ya que la reconoce al poco tiempo de nacer. Sucede lo mismo con la del padre. Solo con escuchar vuestra voz el bebé se siente tranquilo.

En la primera infancia el aprendizaje es sensorial y motriz

Si pensamos que en la primera infancia, las bases del desarrollo intelectual y del aprendizaje son sensoriales y motrices, vemos que la música puede ser uno de estos estímulos para su desarrollo. Por ejemplo cuando les cantamos canciones del cuerpo humano y se las tocamos, o le movemos los bracitos al ritmo de la música.

Canciones como *Cinco Lobitos*, en la que movemos la mano y empiezan a imitar; *Aserrín, aserrán*, en la que los tenemos sentados sobre las rodillas y las levantamos al ritmo de la canción, o *Debajo de un botón* podemos cantarla mientras le hacemos cosquillas en la tripita mientras le ponemos la crema corporal. Todo ello estimula sus capacidades y podemos aplicarlo tanto en casa como en el jardín de infancia.

De uno a tres años, la música ayuda en el desarrollo mental de los niños y son adecuadas las canciones sencillas que traten sobre el abecedario, los números, los meses o los días de la semana, las estaciones el año, partes del cuerpo humano, animales Canciones como *Palmas palmitas*, en la que hace palmas con las dos manos (utiliza los dos hemisferios) le ayudan en la estimulación y reconocimiento corporal.

Otro tipo de canciones que podemos utilizar son las de tareas, que cantaremos nosotros: Una para el baño, otra para las comidas, otra para ir a dormir. No hace falta que sean canciones infantiles, pero sí que las relacione y le prepare para la actividad a realizar.

De 3 a 5 años:

En esta franja de edad, los niños aprenden rapidísimamente y todos los estímulos que reciben contribuyen a su desarrollo físico y mental. Las canciones pueden complicarse tanto en lenguaje como incorporar movimientos o ritmos corporales, haciendo mímica imitando a animales, con movimiento de partes del cuerpo, bailes de grupo, etc. Un ejemplo es la canción acumulativa *Juan pequeño baila*, que relaciona partes del cuerpo que vamos añadiendo en cada estrofa y los niños se las tocan cada vez que las cantan. Otro ejemplo puede ser la canción de corro, en las que se hace el movimiento en círculo agachándose cuando lo dice la canción: *El patio de mi casa*, que incluye una parte del abecedario. Un ejemplo de canción numeral es *Dos y dos son cuatro*, en la que la suma es el centro de la canción, aunque el niño no sepa todavía sumar (recordemos HACER antes de SABER).

En esta edad podemos introducir canciones que los niños pueden cantar para hacer tareas: canciones para recoger, para vestirse, para el baño diario, para lavarse los dientes, para ir a la cama, etc.

La música es un área fundamental en el proceso de educación integral y de formación para el desarrollo del niño

La práctica musical posibilita que, por ejemplo, un niño con necesidad de socialización se integre en un grupo de otros niños a través del canto, de la actividad instrumental sencilla o de danzas colectivas. A su vez, la práctica musical de estas tres actividades ayuda en la expresión, en el movimiento y en la experimentación auditiva.

De 5 a 7 años:

Entre los cinco y los siete años es una buena edad para empezar a aprender a tocar determinados instrumentos como el violín, el piano o el teclado.

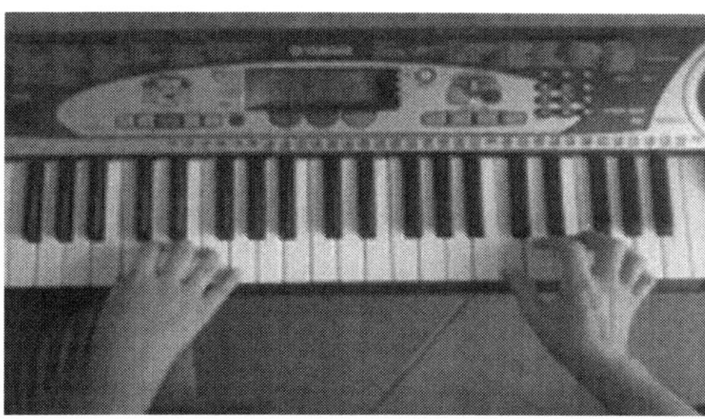

Podemos hacer canciones participativas tipo las de pregunta y respuesta como *Veo, veo*, juegos con el volumen de las canciones (es el típico juego de frio-caliente): Escondemos un objeto en el aula y un niño tiene que encontrarlo. Sus compañeros le ayudan cantando una canción. Si se acerca al objeto cantan más fuerte, si se aleja, más flojo. Podemos aplicar diferentes variantes como cantar más rápido o más lento.

Empezamos a introducir juegos rítmicos: por ejemplo *El tren de los ritmos*, una especie de variación del juego del teléfono: Ponemos 4 alumnos mínimo en una fila como si fuera un tren. El último pica un ritmo con las dos manos sobre los hombros del que tiene delante, y este al que está delante suyo y así hasta el final. No debemos corregir si se equivocan. Una vez llega al primero, este lo reproduce haciendo palmas. Si lo adivina pasa al final del tren e inventa el nuevo ritmo iniciando nuevamente el juego. Con ello trabajamos la coordinación, los dos hemisferios, la concentración, el tacto y el oído. Sí, sí, el oído también, porque intentan hacer trampas concentrándose en escuchar los golpes sobre los hombros de sus compañeros.¡¡ Está comprobado!!

Otro juego en el que trabajamos coordinación, concentración, oído y emoción con mucha adrenalina es el juego del Sonido-Silencio: el maestro pone en un reproductor, o mejor toca una canción animada que motive para el baile y los niños se mueven a su libre albedrío.

De repente para la música y el niño que no se para inmediatamente queda eliminado. Es un juego que les divierte muchísimo. Pruébalo y lo comprobarás. Pon atención a no sacar y poner la mano del reproductor para parar la música, ¡¡ya que miran y se paran cuando ven que vas a pulsar!!

Otra actividad buenísima a realizar, en caso de que se pueda, es asistir a actividades musicales y conciertos. Es una manera de salir a ver cómo es la música fuera del aula, ver los espacios en que se produce, además de ser una actividad que difícilmente olvidarán. Las sesiones infantiles suelen estar programadas por ciclos para las escuelas, pero también tienen sesiones familiares para asistir con los padres.

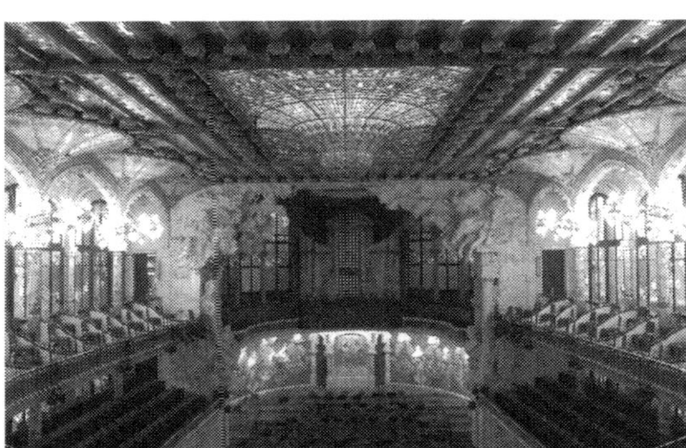

A partir de 9 años:

A partir de los 8-9 años, los niños ya son capaces de componer sus propias canciones y escribir sus letras. Una buena actividad es la creación musical y su interpretación. A ellos les gusta saberse capaces de crear algo. Puedes grabar sus composiciones y cantarlas en clase o en casa.

Es un buen momento para iniciarse en el estudio de algún instrumento de viento. Para estudiar canto es necesario haber hecho ya el cambio en la pubertad. Esto no significa que no se pueda cantar. ¡Todo lo contrario! El niño recibe nociones de técnica de canto tanto en clase de música como si hace canto coral como actividad extraescolar.

Podemos cantar las canciones de moda que más les gusten. Hacer audiciones con musicogramas (dibujos sobre lo que escuchan) o que los hagan ellos. ¡Verás cómo te sorprenden!

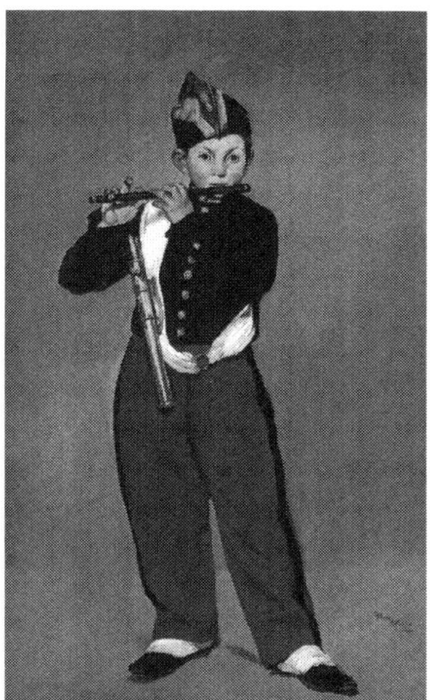

Canciones con ritmos corporales como *We Will Rock You* de Queen, con un ritmo marcado y repetitivo les encantan y, además, podéis jugar a improvisar cada alumno un ritmo diferente. Se trabaja la coordinación, el conocimiento del propio cuerpo, la concentración, la emoción de la música va de un hemisferio al otro continuamente.

Otra actividad importantísima para su desarrollo es la participación o creación de coreografías de baile en las que el niño participe activamente, motivando el desarrollo de las habilidades motoras, concentración, autoestima, relaciones interpersonales, habilidades musicales, cálculo, habilidades espaciales...

Para reforzar los aprendizajes musicales se necesita que el niño tenga un modelo a imitar, tanto si estamos en el aula o en casa. La motivación es el germen necesario para crear un entorno propicio a la actividad del aprendizaje y como educadores debemos estimular su aprendizaje y ofrecerle un entorno propicio para su desarrollo. La frecuencia y la repetición son dos herramientas claves en el aprendizaje musical. Con ellas también aprenden que con el trabajo y la constancia se obtienen resultados satisfactorios. Aprenden y aprendemos de y con los errores para mejorar.

Frecuencia y repetición = herramientas clave del aprendizaje.

Lo ideal, y teniendo presentes las inteligencias múltiples de H. Gardner, es enseñar el mismo concepto de diversas maneras, adaptando los recursos de que disponemos y explicando los contenidos de manera accesible, repitiéndolos con diferentes recursos como juegos, canciones, actividades amenas y divertidas; de manera que la repetición de conceptos no sea evidente. Esto podemos llevarlo a cabo en el aula si somos docentes, o en casa, cuando les ayudamos a hacer los deberes o jugamos con ellos.

Recapitulando...

En base a las teorías de las inteligencias múltiples de H. Gardner, vemos que la música, con todo el amplio abanico que abarca tanto en su vertiente práctica como podría ser tocar un instrumento, bailar, cantar o en su vertiente más teórica, como sería el conocimiento del lenguaje musical por ejemplo, ayuda al desarrollo de las habilidades de nuestros niños, proporcionándoles estímulos que son fácilmente perceptibles por ellos y, que de una manera lúdica, les ayudan en su crecimiento intelectual.

2

EL DESARROLLO DE LA MUSICALIDAD EN EL AULA O EN CASA

Pero ¡si yo no sé música!

Hemos visto que la música ayuda al desarrollo de diferentes habilidades motrices, espaciales, conceptuales y lingüísticas, entre otras. Sabemos que la escucha de la música ayuda en el desarrollo de estas habilidades, pero realmente es la práctica instrumental la que las potencia ampliamente.

Puede ser que pienses que no sabes música porque nunca has asistido a clases en un conservatorio o en una escuela de música, quizás porque alguien te haya dicho que desafinas cuando cantas o que no llevas bien el ritmo cuando bailas. Estos factores pueden hacerte pensar que no eres musical, pero la musicalidad reside en cada uno de nosotros. Solamente tenemos que desarrollarla y disfrutar de ella.

La música forma parte de ti. ¡Despierta tu parte musical!

Estoy seguro que alguna vez te has sorprendido llevando el ritmo de una canción marcándolo con el pie o, incluso, con la cabeza; que cuando estás contento tarareas una canción mientras estás realizando cualquier acción, o que alguna vez en el coche, a solas cuando nadie te oye, has cantado a todo pulmón tu canción favorita mientras esta sonaba en la radio. ¿Lo ves?, *¡eres musical!*

Nuestro entorno es también musical. Utilizamos la música como vehículo de expresión, de comunicación, para variar nuestro estado de ánimo, para seducir, para concentrarnos, para animar a nuestro equipo deportivo, para reivindicar cuando nos manifestamos, para meditar, para sentir que formamos parte de un grupo de amigos, para llorar, para alentarnos antes de empezar una competición, para despertar a alguien diciéndole ¡buenos días!

El lenguaje es musical. Cuando hablamos no lo hacemos de una manera lineal sin ningún tipo de entonación, si no que la frase que articulamos tiene unas inflexiones y diferentes alturas. Piensa: Cuando damos los buenos días a nuestro bebé en la cama, nuestra entonación cambia de cuando se lo decimos a un desconocido que nos llama por teléfono. La entonación y la altura de los tonos de las palabras varían según a quien va dirigida la frase y el contexto en el que se la decimos, es decir, cambia la melodía del lenguaje. Cuando hablamos estamos haciendo música. Sé consciente de ello.

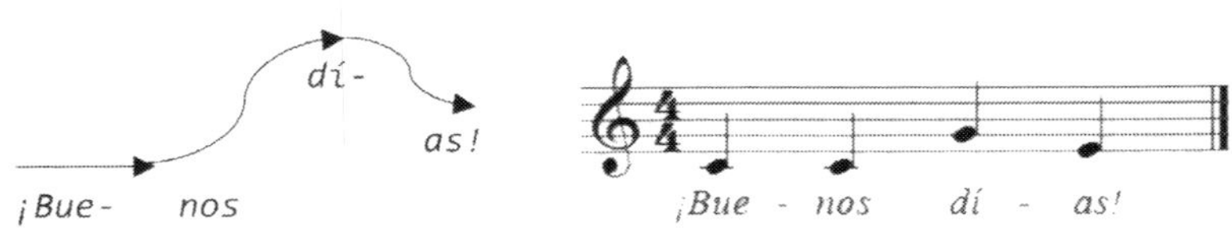

Nuestra sociedad es también musical. La música forma parte de nosotros. Nos recuerda situaciones, amigos, lugares, amores. Nos evade de nuestra cotidianeidad, transportándonos a otras épocas de nuestra vida, a nuestros recuerdos. La recordamos presente en aquellas ocasiones más importantes de nuestra vida. Cantamos en celebraciones familiares, cuando cumplimos años, cuando es Navidad, o sencillamente porque somos felices en aquel instante. Escogemos aquella música que nos es significativa para que se interprete en nuestra boda, o suene en nuestro funeral.

Hay música que tiene una función comunicativa más que placentera: himnos que nos unen a un grupo, intervalos melódicos que recuerdan que es hora de coger un avión, o la marcha que nos marca una acción, como la que suena en las bandas y que marca el paso a los costaleros de un paso en Semana Santa, la que da órdenes a un pelotón en el ejército o el timbal que marcaba el ritmo a los remeros. También cuando alguien nos llama al teléfono móvil sabemos si es del trabajo o una amiga de la pandilla por la melodía que suena, o cuando desde el carillón del campanario nos reclaman la atención para escuchar las campanadas y sabemos qué hora es, si toca a fuego o a misa.

Otra música sirve para acompañarnos y hacer el trabajo más llevadero, como el hilo musical en la oficina, o los que cantan en la obra o la que tarareamos mientras cocinamos, las canciones del campo como las de coger aceitunas, o las canciones infantiles para realizar acciones como recoger, ir a dormir, bañarse.

Cómo trabajar la musicalidad en el aula

En la etapa de educación infantil es muy importante trabajar la musicalidad, y algunas veces el especialista de música tiene poco tiempo de trabajo en el aula. Para reforzar su trabajo, habla con él o ella sobre qué aspectos puedes trabajar con tus alumnos, qué canciones están cantando, y practícalo durante la semana.

Podéis cantar cada día al empezar la clase una canción determinada. Si vuestro centro trabaja por centros de interés, busca una canción fácil sobre el tema: peces, invierno, volcanes, no importa. Si no encuentras ninguna adecuada a su edad o sobre el tema específico, créala tú misma. Puedes hacerlo, créeme. Inventa un texto sobre el tema, sobre el mes en que os encontráis, o sobre la estación del año, sobre ponerse a trabajar. Tú decides.

Otra idea puede ser hacer una «lluvia de ideas» sobre el tema entre todos los peques del aula. Con las ideas que salgan realiza un texto que puedas cantar con la música de una canción fácil que conozcas y ¡ya está!! Ya tienes tu canción para empezar el día.

¡¡Hay que perder la vergüenza de cantar en clase!!

Aprovecha la ocasión para bailar, hacer una conga, motivar el movimiento coordinado. No hay que tener vergüenza. En la escuela aprendemos conceptos, pero también trabajamos la psicomotricidad. Una buena idea es hacer una conga para ir a lavarse las manos antes de entrar al comedor mientras se canta una canción adecuada que trate el tema de la limpieza de manos o de la alimentación. Así los más pequeños relacionan el momento y se preparan con lo que va a suceder, puesto que aprenden que después de cantar, pasarán al comedor.

En el mercado existe diversidad de materiales que pueden servirte. Puedes coger ideas y adaptarlas a tus necesidades o hacerlas más —infantiles—. Por ejemplo, estos son los carteles que adapté para trabajar la discriminación auditiva, es decir la diferenciación entre dos sonidos, en alumnos de educación infantil ¡¡Ya ves que no hace falta ser un genio del dibujo!!:

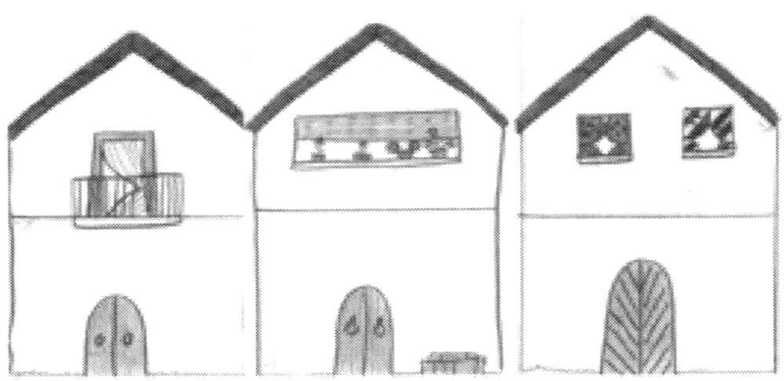

Primero colocaba el cartel con las tres casitas en la pizarra y salía un niño o una niña que realizaba el ejercicio solo. Y yo, con la flauta, el teclado o la voz cantaba o tocaba dos notas bastante separadas. No es cuestión de ponérselo difícil. El aprendizaje siempre es progresivo por ejemplo La agudo y Do grave (La$_3$ y Do$_3$). Entonces el niño o la niña que estaba en la pizarra ponía un topo de color donde pensaba que era:

Agudo ➡ **Primer piso**

Grave ➡ **Planta baja**

Para una secuencia Do$_3$-Do$_3$-La$_3$, el resultado era:

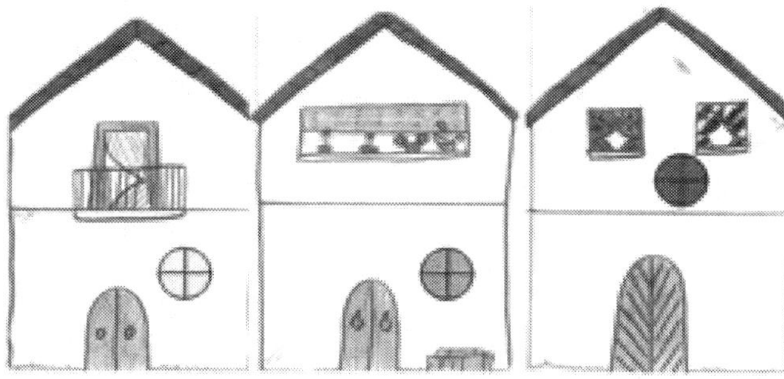

Entonces repetía la secuencia y entre toda la clase corregíamos. Los pequeños oían: Do_3 y decían ¡¡ABAJO!! ¡¡ABAJO!! y con el La_3 ¡¡ARRIBA!! ¡¡ARRIBA!!.

Aquí los más dogmaticos se pondrán las manos en la cabeza y me dirán que lo hacía mal, que no es «arriba» o «abajo» si no Agudo y Grave, que es lo que indican los libros de TEORÍA y nos enseñan en la facultad de magisterio. Y tienen razón, pero en la PRÁCTICA, lo que a los niños de tres años les sale por naturaleza es arriba y abajo, y yo se lo permitía. Lo importante para mí era que discriminasen correctamente. En cursos superiores ya les hacía cambiar el vocabulario y lo hacían sin ningún problema.

Otro material que adapté fueron los carteles rítmicos que empezábamos a usar en P4 y que mantenía hasta Ciclo Inicial de Primaria, donde los mezclaba con los de ritmos que pueden comprarse en las tiendas de material didáctico.

En los siguientes ejemplos verás el cartel adaptado (en realidad son tamaño Din A4) y la transcripción en ritmo.

Verás que cada cartel es de cuatro pulsaciones o tiempos, es decir, si picas de manos 4 veces de manera regular o con los pies, marcas 4 tiempos: 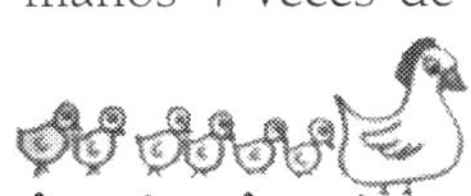. Las dos corcheas ♫ o 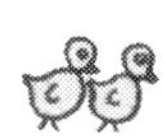 se realizan en un tiempo por eso están dibujadas más pequeñas y juntas. La negra ♩ o 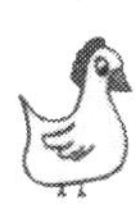 también se hace una pulsación o tiempo y el silencio, cuando aparece, 𝄽 o Z también en uno. Otro elemento importante es no acabar en corcheras en el último tiempo o pulsación, ya que les resulta más dificultoso.

Infantil	Primaria
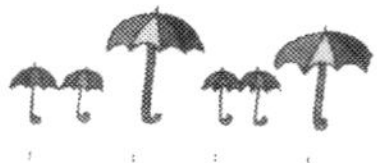	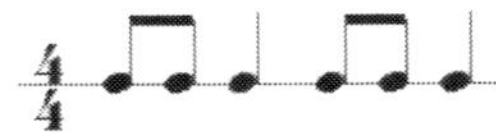
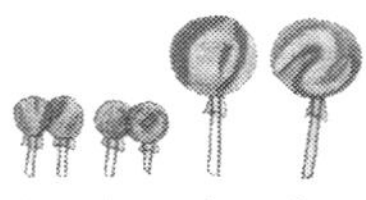	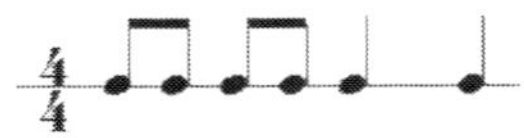
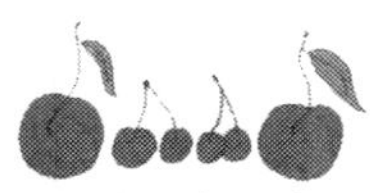	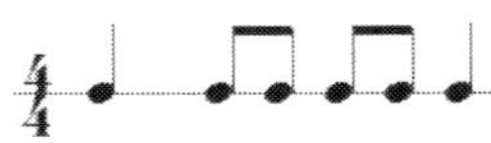
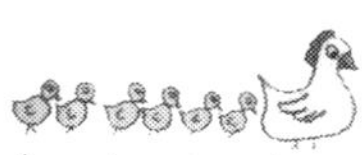	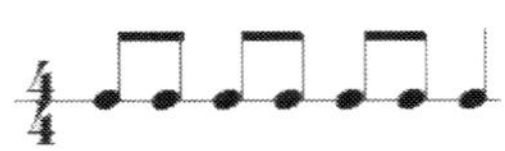
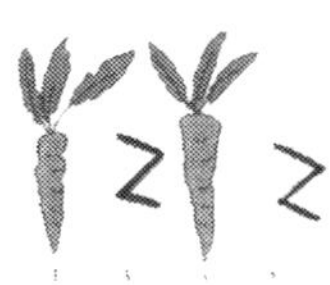	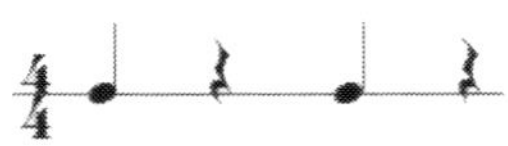
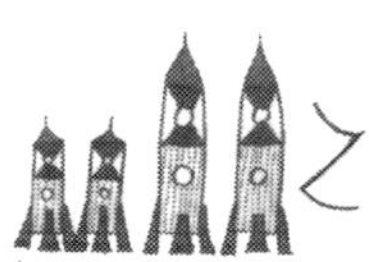	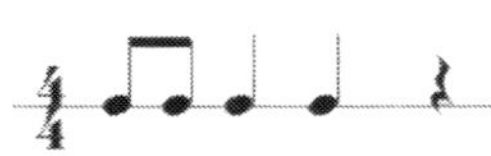
	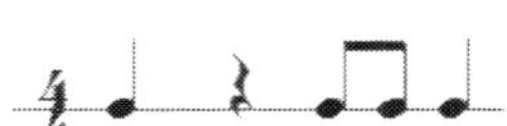

Los primeros días los picaba yo con las manos y ellos repetían. Más tarde ya lo hacían solos, tanto con las manos, como con diferentes partes del cuerpo o con algún instrumento de percusión como las claves o la caja china.

Con la práctica de los carteles rítmicos trabajamos la concentración, la escucha, la sincronización, la discriminación auditiva, el cálculo y el análisis entre otros conceptos. Además es una actividad que les encanta. Es un momento de la clase en el que se respira auténtica emoción y concentración. Pruébalo, ya verás.

Otra cuestión relacionada con la idea de HACER antes de SABER, comentada en el capítulo anterior, es la ficha de una canción. En educación infantil, en general, aun no han aprendido a leer un texto y mucho menos a solfear una partitura. Cuando hacíamos la ficha de una canción ponía siempre cuatro elementos que no podían faltar: El título, la partitura, el texto y un dibujo para colorear. Los alumnos relacionan la partitura con la canción y saben que aquello es música y es lo que están cantando. Posteriormente en los cursos siguientes al introducir las notas y el pentagrama, ya lo conocen de vista y no es un elemento nuevo para ellos.

Un ejemplo de ficha:

Un elefante

Un elefante se balanceaba
sobre la tela de una araña
y como veía que no se caía
fue a buscar a otro elefante.

Dos elefantes de balanceaban
sobre la tela de una araña
y como veían que no se caían
fueron a buscar a otro elefante

Tres elefantes...

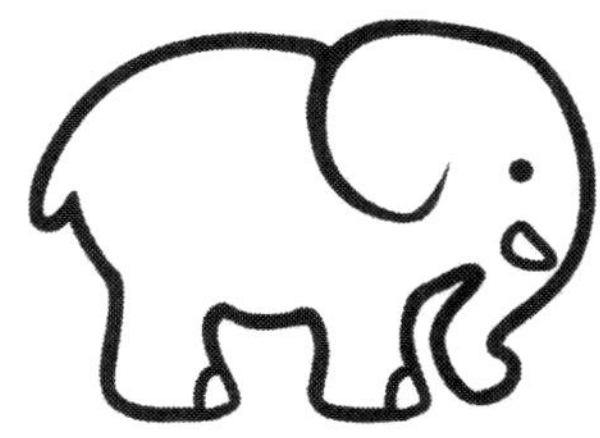

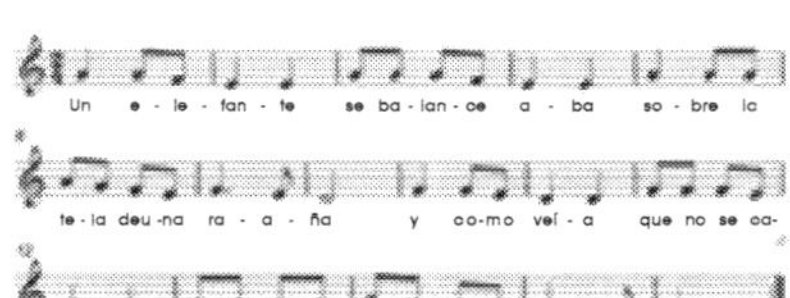

Cuando cantéis y veas que ya se saben la canción puedes ir introduciendo los instrumentos de percusión ya que es la práctica instrumental la que desarrolla más capacidades. Un consejo es que si solo tienes un pandero, utilízalo tú para marcar el ritmo o la pulsación, ya que suena muy fuerte. Lo mismo pasa con el triángulo, por lo que yo lo usaba poco.

En el mercado encontrarás otra serie de instrumentos infantiles de percusión indeterminada, es decir, que no están afinados, como son la caja china, las claves, la carraca, los crótalos, la campana. Aquí tienes una muestra:

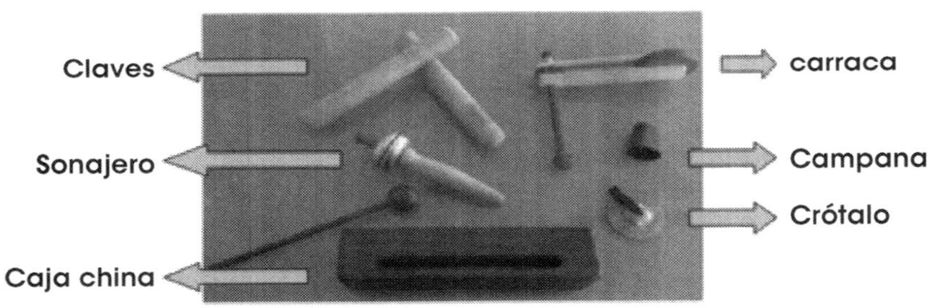

Si estás en un aula de Primaria o de E.S.O, la idea es la misma. Solamente tienes que adaptar los materiales a su edad y que no sean tan infantiles. En cuanto a los instrumentos, puedes ir introduciendo los metalófonos, xilófonos, carrillones, platos, bombos, tambores, panderos y panderetas de que dispongas. Habla con el especialista de música para que te indique cómo trabaja él con los instrumentos en clase y así seguís los dos una misma línea.

Existen muchas canciones de fechas señaladas, toponímicas, geográficas, de animales, cuerpo humano, célula, que puedes aplicar en clase de ciencias por ejemplo. Siempre tienes el recurso de adaptar un texto a una canción que conozcas y que les guste. En Ciclo Superior de Primaria pueden aprender las partes de la célula del cuerpo humano con la música de alguna canción de Abraham Mateo, David Bisbal, Lady Gaga o Estopa, por nombrar algunos. Si estás en la E.S.O. y trabajas el continente africano, los instrumentos de percusión son un elemento clave, y hay muchas canciones que pueden ayudarte. En internet puedes encontrar muchos recursos como textos, dibujos para colorear, partituras, etc.

La relación entre música y matemáticas, lenguas o expresión corporal, las trataré en los próximos capítulos.

Cómo trabajar la musicalidad en casa

El hogar es un lugar de reunión, de protección (decimos *casa* cuando jugamos para salvarnos), de amor, de calidez y, también, de aprendizaje.

Aquí es donde puedes aportar tu musicalidad a tu hijo, porque recuerda que todos somos musicales y que la musicalidad reside en nuestro interior. Es algo que forma parte de la condición humana. Canta con él, recoge con ella, haz palmas con sus bracitos, haz juegos con sus deditos, baila con él en brazos.

La música puede ayudarte a fortalecer vínculos entre ambos y, de paso, desarrollar sus habilidades. Según M. T. Malagarriga y T. Busqué*, dos expertas en el campo de la educación infantil, con la música educamos el oído, la voz, el ritmo, la imaginación, expresión y representación, el lenguaje, las tradiciones, la capacidad de atención, el sentido de grupo, de disciplina y responsabilidad, a la vez que el espíritu crítico y el gusto estético, además estimula la capacidad de pensar, memorizar y crear.

La música aviva la sensibilidad de los pequeños.

Pierde el miedo y lánzate. Tú puedes ser el mejor maestro de tu hijo. Trabaja la música de forma sensorial, a través del juego, de las vivencias. Disfruta con ello y tu hijo disfrutará. Si tú te lo pasas bien, él tam-

* Busqué i Barceló, Montserrat; Maria Teresa Malagarriga i Rovira: *La música al parvulari i al jardí d'infància.* 1/Continguts, Publicacions de l'Abadia de Montserrat, Abadía de Montserrat, 1982, p. 10-11,

bién lo hará. En cambio, si te agobias, el niño lo percibirá. Sabemos que a corta edad los niños mimetizan a la perfección lo que ellos toman por modelo. A ti.

Si todavía es muy pequeño para tocar un instrumento, podéis jugar, cantar, moveros. Sóplale en los pies. Haz que mueva sus brazos, que salte, gire. Cantad canciones en las que salgan diferentes partes del cuerpo. Haz que se las toque. Cruzad movimientos y que la mano derecha toque la pierna izquierda, o que la mano izquierda toque el talón derecho. ¡Los movimientos cruzados ayudan a la coordinación de las habilidades motoras!

Disfrutad, pasadlo bien. Haz del aprendizaje un momento de conexión entre ambos y de diversión asegurada.

Puedes preguntarte si es necesario tocar un instrumento, pero es la práctica instrumental la que ayuda al máximo en la potencialización de sus habilidades, por ejemplo para el desarrollo de las de coordinación y, tocando contigo, las de socialización e interacción. Podéis utilizar instrumentos infantiles siempre adecuados a su edad. Piensa que es importante que suene bien, ya que los oirás muchas veces y además educarás mejor el oído de tu hijo. En el mercado hay juguetes que tienen una melodía desafinada o instrumentos que no suenan correctamente. Cuando alcance la edad adecuada, puede aprender a tocar un verdadero instrumento musical.

Es importante que no proyectes en él lo que tú hubieras querido hacer. Si siempre quisiste aprender a tocar el piano y lo consideras tu asignatura pendiente, ponte a ello. Nunca es tarde para empezar a tocar un instrumento. No hace falta aspirar a ser un gran concertista. Tómatelo como una herramienta de disfrute, relajación y, especialmente, de unión con tu hijo. El tiempo que paséis haciendo, sintiendo, creando, en definitiva, viviendo la música juntos, lo recordará siempre con una sonrisa y una alegría en el corazón.

Permite que sea él quien escoja su instrumento. Piensa que lo que a ti te gusta no tiene por qué gustarle. No le impongas ninguno, pero ayúdale a decantarse. Llévalo a conciertos para que pueda verlos y oírlos. Hay sesiones infantiles en los que los niños asistentes pueden llegar a hablar con los intérpretes o incluso tocar el instrumento. Hay escuelas que hacen iniciación musical y permiten conocer y practicar diferentes instrumentos, uno cada trimestre. Tú decides el camino, él, su instrumento.

Recuerda que eres su mejor maestro. Si no tocas el instrumento que ha elegido, o no lees música, no importa. Puedes hablar con su profesor de instrumento y ver las clases. Sabrás qué aspectos hay que trabajar, cuáles son los elementos a tener en cuenta y, cuando estéis en casa, durante la práctica diaria, sabrás orientarle sobre su aprendizaje. Sobre vuestro aprendizaje.

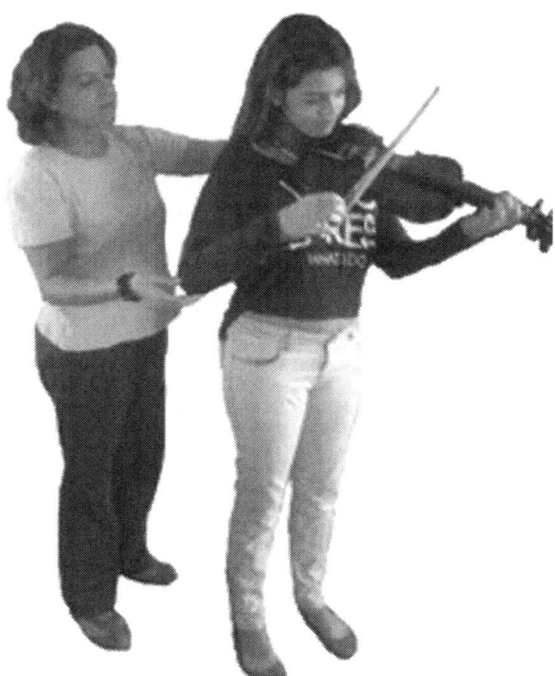

Piensa que estos momentos que pasas con él, estás desarrollando sus capacidades y, lo más importante, crea un vínculo entre vosotros. La confianza que desarrolléis en estos momentos conducirá a charlas importantes sobre su educación. Para crear ese clima de confianza y tranquilidad, el ambiente debe ser relajado, sin necesidad de atosigar, puesto que al fin y al cabo tocamos un instrumento para divertirnos y no para agobiarnos.

Piensa que el error es una forma de aprender. La reflexión, la repetición y la constancia harán que se enfrente a los hechos el día de mañana, a que no se rinda ante cualquier dificultad y que sepa que con el esfuerzo, voluntad y tesón se obtienen resultados.

Si cantas con él, o tocas algún instrumento podéis practicar juntos, incluso ¡montar un grupo! ¿Te imaginas dar un concierto de rock con tus hijos en el garaje de tu casa y con sus amigos cantando y bailando? ¡Uf! ¡Qué subidón de autoestima!! No tengas prisa. Todo llegará a su momento.

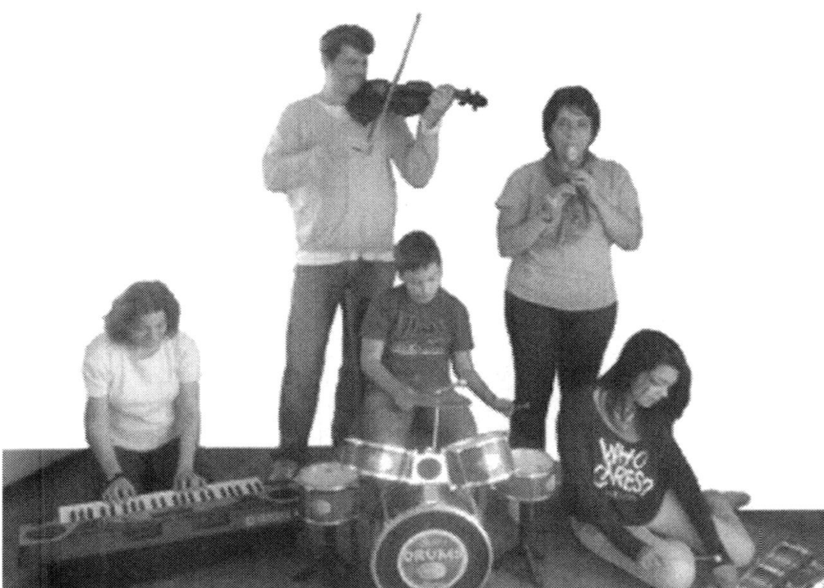

Otro factor importante remarcado anteriormente es que *errare humanum est*. El error forma parte de la faceta humana, quiero decir con ello que el escoger un instrumento no es un contrato de por vida o un estigma que nos acompañará siempre. Si tu hijo escoge un instrumento, pero después ve que no le gusta, no le obligues a estudiarlo. Muchísimo mejor es que cambiéis a un instrumento que le atraiga, a que aborrezca la música y no quiera aprender más. Para ello es importante la confianza y el diálogo entre los dos. Si el problema es el profesor, habla con él y explícaselo. En caso que no se solucione, busca a otro que sea el que más os convenga. Puede ser que el horario de las clases coincida con otra actividad que quiera desarrollar o que sus amigos hagan otra actividad... Todo está en el diálogo y existen soluciones.

Referente a esto, piensa que no es necesario crear pequeños genios musicales o grandes virtuosos. No es esto lo que pretendemos. Hacer música es una herramienta más en su aprendizaje que le ayudará directa o indirectamente en otros factores de su vida. Todos estudiamos matemáticas, pero no por ello somos grandes matemáticos y en cambio las utilizamos en infinidad de ocasiones en nuestra vida diaria. Si tu hijo quiere dedicarse a la música, ya te lo dirá. Lo importante es todo el bagaje y el aprendizaje que aporta.

En casa también puedes poner en práctica lo que he explicado anteriormente para trabajar la musicalidad en el aula. Solo cambia el entorno, el resto lo creáis vosotros. Mira los carteles: podéis hacerlos entre los dos. Pensad primero que ritmo queréis reproducir: un golpe es una negra, dos golpes rápidos, dos corcheas, separar las manos, un silencio. Podéis hacer series de carteles y crear frases rítmicas combinando cuatro carteles por ejemplo. Otro momento más de relación entre padres e hijos. También puedes hacerle fichas de las canciones que le gustan y canta cuando va en el coche o realiza las tereas del colegio.

Recapitulando...

En este capítulo hemos visto cómo podemos desarrollar la musicalidad de nuestros alumnos o hijos sin ser músicos. La música es una buena herramienta que sirve para el aprendizaje. Tengo un amigo que cuando estudiaba las definiciones se las aprendía cantando la melodía de una canción que le gustaba. Cada definición una canción diferente. La música era empleada como herramienta nemotécnica.

Como educadores, tanto en el ámbito escolar como en el doméstico, debemos procurar el máximo desarrollo de las capacidades de nuestros niños. No importa que se trabaje con música clásica, disco o folk. Lo importante es crear un ambiente de relajación, motivación y diversión óptimo para el desarrollo musical. Cualquier situación puede ser buena. No hace falta pensar: «Voy a trabajar las capacidades de mis alumnos», sino: «Utilizo la música como fuente de diversión y aprendizaje». Lo demás viene solo.

Recuerda lo importante que es la danza y la práctica musical ya que se utilizan las habilidades y capacidades de ambos hemisferios a la vez. No te obsesiones en crear un pequeño gran Beethoven, ni un Jimi Hendrix junior. El estudio de un instrumento tiene otras finalidades y, quien sabe, a lo mejor alguno de tus niños brilla con nombre propio en el panorama musical. Si no, no importa. Ha adquirido un bagaje importantísimo para su desarrollo tanto físico como intelectual y emocional.

3

PRÁCTICA ACTIVA O PRÁCTICA PASIVA

La audición: ¿Activa o pasiva?

En este apartado podríamos entablar la discusión entre lo que es escuchar y oír. Tendríamos diferentes opiniones al respecto. Una opinión sería que en una prestas atención a aquello que recibes y en la otra no, por ejemplo. Tenemos la expresión *Escuchar con atención*, es decir que nos centramos en el sonido que nos llega a los oídos desde una explicación a un ruido que suena en el bosque. Existe también la expresión *¡Oído!!* cuando alguien contesta a otro que le indica algo, por ejemplo en las cocinas de los restaurantes cuando *cantan* los pedidos. ¿En cuál presto atención? Creo que en las dos. ¿Tú qué opinas?

Técnicamente escuchar requiere más atención, ya que debemos oír para escuchar; en cambio oímos sin escuchar. Esto genera un debate lingüístico que no es el centro de nuestro tema. Entonces ¿por qué sale a colación? Porque la música podemos escucharla, oírla, percibirla, aparte de sentirla, crearla, vivirla, interpretarla, soñarla, cantarla, bailarla, imaginarla, etc.

¿Existe realmente la audición pasiva y la audición activa?

Podemos pensar en la audición activa, que se relacionaría con escuchar, y la audición pasiva, que la relacionaríamos con oír. Personalmente dudo de que exista una audición pasiva. Por ejemplo, cuando estoy en casa haciendo limpieza y tengo la radio puesta, no presto atención a lo que suena, pero me hace compañía y cuando suena una canción que me gusta empiezo a cantarla. Cuando estoy en el coche concentrado en la conducción, sucede lo mismo. También cuando hago la comida. Entonces ¿no estoy prestando atención a aquello que oigo, ni que sea involuntariamente? Es por ello por lo que creo que una audición pasiva es realmente activa.

Es activa porque reclama mi atención en momentos puntuales. Es activa porque me hace sentir, emocionarme, recordar, cantar, entristecerme, saltar, limpiar más rápido o más lento, coger a mi mujer y bailar con ella.

Esto me hace pensar en las programaciones de aula, en los objetivos que tratan la audición donde podemos leer frases del estilo:

- Escuchar con atención la canción XXXX y discriminar notas agudas y graves.
- Escuchar atentamente la obra XXXX y distinguir las frases musicales.
- Reconocer auditivamente los instrumentos de la orquesta.
- Distinguir auditivamente las voces humanas.
- Reconocer auditivamente intervalos de cuarta, quinta y octava.
- Diferenciar la forma rondó de la forma sonata.
- Y un sinfín de objetivos más.

Estos objetivos pueden llevarnos a pensar en trabajar la audición de manera exclusiva y aislada del resto de la sesión de la clase, pensando en realizar una audición activa. Por ejemplo cuando se trabaja el reconocer los intervalos de 4ª, 5ª y 8ª, tradicionalmente sucede que el maestro se sienta al piano y toca un intervalo. Un alumno responde lo que cree, y así uno detrás del otro. Los intervalos están descontextualizados de su entorno y pierden su función. Es como si estudiáramos arquitectura y nos enseñaran un tabique y no estuviera el edificio. ¿Para qué sirve? ¿Cuál es su función? Aquí entra lo que llamo escucha práctica.

Según mi opinión, escucha práctica es cuando nos concentramos y analizamos lo que oímos, es decir, si es un intervalo de 4ª, si suena una trompeta, si es un tenor o un bajo, si se repite la frase A. En la escucha práctica el *sentir* la música desaparece a favor del análisis de lo que se escucha. Es como hacer un análisis morfosintáctico en la clase de lenguaje. Reconocemos qué elementos forman parte de lo que analizamos, los aislamos y los identificamos. Por ejemplo, en el tabique: El cemento, el ladrillo, el acabado de yeso, el tubo corrugado con el cableado eléctrico, el zócalo. En música: 4ª justa, 3ª menor, 5ª disminuida, 8ª, 6ª Mayor o solo de trompa del compás 28 al 46; o tónica, subdominante, dominante de la dominante.

¿Cómo podemos trabajar los intervalos, los acordes, la función de estos en la armonía de la canción? Una de las maneras más prácticas es la vivencial participativa, es decir aquella en la que los niños puedan sentir lo que se les explica o aquello que se espera que noten auditivamente. Si son creadores y analistas a la vez, utilizan diferentes capacidades cerebrales de ambos hemisferios, mientras aprenden, disfrutan, participan, y comprenden. La comprensión es una de las partes fundamentales del aprendizaje, por no decir la más importante. Si entiendes aquello que estás haciendo, aprendes mucho más que si solo lo memorizas. Memoria y comprensión son dos elementos que tendrían que ir juntos en el aprendizaje.

Una de las maneras de hacer partícipes a los niños cuando estudian intervalos, es que los canten. Un grupo canta una nota y otro canta la siguiente. Escuchan el sonido. Lo crean y lo sienten. Luego intercambian los papeles. Con los acordes puedes hacer lo mismo, pero en lugar de dos grupos, haces tres o cuatro, dependiendo del acorde. Otra manera es tocando un instrumento polifónico (que emite más de una nota a la vez) como el teclado, el xilófono, la guitarra, el acordeón o utilizando varios instrumentos monofónicos (que solo pueden emitir una nota) como la flauta, el clarinete.

Con la escucha práctica trabajamos capacidades de los dos hemisferios: el análisis, la discriminación auditiva, la concentración, la sintaxis, el lenguaje, el reconocimiento de patrones, el cálculo. Por ello es tan importante la escucha práctica en el aula y en casa. El problema reside en que muchas veces la escucha práctica no es una escucha participativa. Solamente desciframos lo que escuchamos pero no lo sentimos ni lo vivimos.

La escucha práctica participativa utiliza diferentes capacidades cerebrales

Otra forma de trabajar la escucha práctica sin descontextualizar aquello que queremos aprender y de forma participativa, es la audición con musicogramas, ya que la escucha práctica se vuelve participativa y creativa. En el punto 3.2. tienes unos ejemplos que pueden ayudarte a la hora de preparar tus propios musicogramas.

El musicograma. Una manera de hacer que una audición práctica sea participativa

Podemos trabajar los conceptos que queremos resaltar de una manera que los integre en la música y no los aísle. Es decir, si queremos trabajar agudos y graves, busquemos una canción o una pieza que los contenga y hagámoselos reconocer. Podemos ayudarnos de un musicograma, que no es más que un dibujo de lo que escuchamos.

Por ejemplo podemos dibujar un paisaje siguiendo la línea melódica. Los montes y sus cimas son las notas agudas, seguidas de valles y prados, que son las notas graves. Los alumnos siguen con el dedo la línea del dibujo. Cuando la melodía tiende al agudo, el dedo sube la montaña. Cuando la melodía va al grave, el dedo desciende por la ladera. Este es un posible ejemplo. Una vez han aprendido el funcionamiento de musicograma, pueden dibujar ellos el suyo propio sobre una nueva pieza y exponerlo ante sus compañeros.

Prueba con este musicograma de la canción *Ai se eu ti pego* de *Michel Télo.*

Cuando sale el dibujo 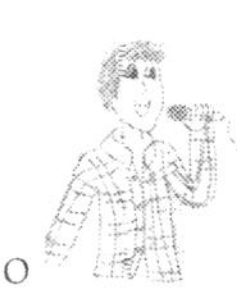 suena el estribillo (**A**). Cuando suena el interludio musical de acordeón (**B**) hay dibujado el instrumento: 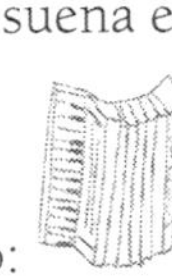

Y cuando es la estrofa en que explica que conoció a una chica especial,

hay el doble de pulsaciones (**C**) y el siguiente dibujo: 

Podemos resumir esquemáticamente la pieza de la siguiente manera:

A-A-B-C-A-A-B
C-A-A-B-A-A-B

Verás que cada frase es divisible por ocho, que son las pulsaciones de la mayoría de las frases musicales de las canciones pop. Marca cada punto con la punta de un rotulador. Estarás marcando la pulsación.

Y en musicograma:

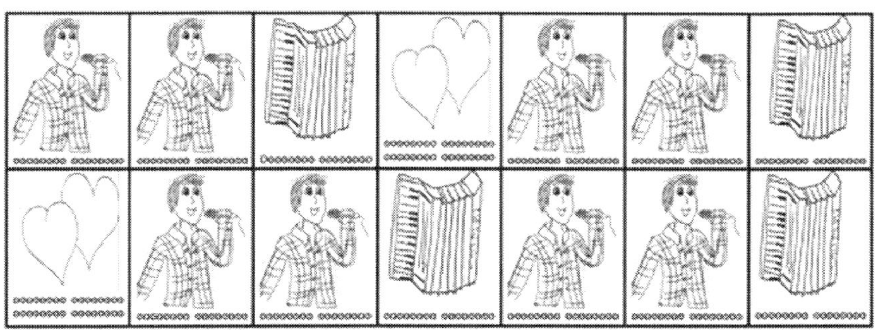

¿Qué trabajamos con esta audición práctica y participativa? La pulsación o tiempo de una pieza o canción, la estructura y frases musicales (A-B-C), la diferencia entre estribillo, estrofa e interludio musical, es decir, el reconocimiento de patrones, la concentración, los números, el análisis, así como la memoria visual al recordar a Michel Télo cantando mientras escuchamos la audición, además de la capacidad auditiva, visual, las habilidades artísticas y musicales. Todas estas capacidades las encontramos en ambos hemisferios, tal y como se indica en el primer capítulo.

Prueba con esta de A. Vivaldi: *Las cuatro estaciones, Op. 8. Concierto nº 2: El Verano. Sol menor. Tercer movimiento: Presto.*

Esta pieza es una representación de una tormenta estival tal y como escribió el propio Vivaldi. Podemos encontrar como la música ilustra los factores atmosféricos como truenos, rayos, relámpagos, viento, lluvia. Los instrumentos de cuerda son los encargados de comunicarnos auditivamente lo que está sucediendo.

A modo de esquema, he señalado con diferentes trazos de manera libre y espontánea, sin pensar lo que hacía. Simplemente me he dedicado a dibujar aquello que me provocaba la música. El resultado es un conjunto de garabatos rectos, ascendentes, descendentes, punteados que marcan tanto las partes de la orquesta de cuerda (Tutti) como las del solo de violín, así como las diferentes alturas, los diferentes sonidos. ¡A ver si lo puedes descifrar escuchando la pieza de Vivaldi!

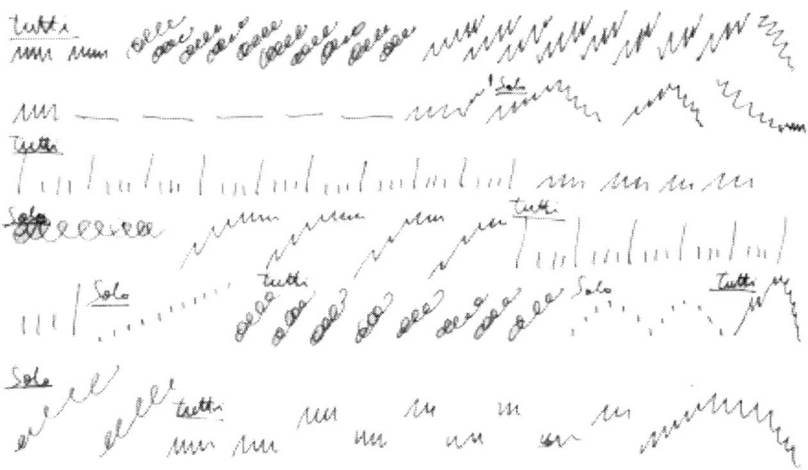

El resultado depende de lo quieras trabajar. Si es la improvisación, las reacciones que provoca el resultado será del estilo del anterior. Puedes realizar otro musicograma más elaborado sobre la misma pieza.

En el siguiente, y para representar la misma música de Vivaldi que en el anterior, he dibujado las partes de *Tutti* orquestal con elementos atmosféricos como relámpagos, truenos, rayos, viento y lluvia. Los pasajes del violín solista los he representado con un niño que corre a refugiarse de la tormenta en casa, también con el repiqueteo de las gotas de la lluvia sobre el tejado de esta, y en la ventana, mientras el niño, a salvo de la tormenta, mira lo que está sucediendo fuera en la calle, para acabar la pieza con un gran estrépito.

Este es solo otro ejemplo que puede servirte de ayuda para tus propias creaciones. Tú puedes hacerlo a tu manera, o tus alumnos, o tus hijos, y posteriormente comentar.

Vuelve a escuchar la pieza de Vivaldi mientras ves el siguiente musicograma. Verás que la música que el compositor italiano escribió realmente refleja los diferentes factores atmosféricos que quería representar.

¿Estás preparado? ¡Pues adelante! ¡Ya sabes que la pieza es muy rápida!

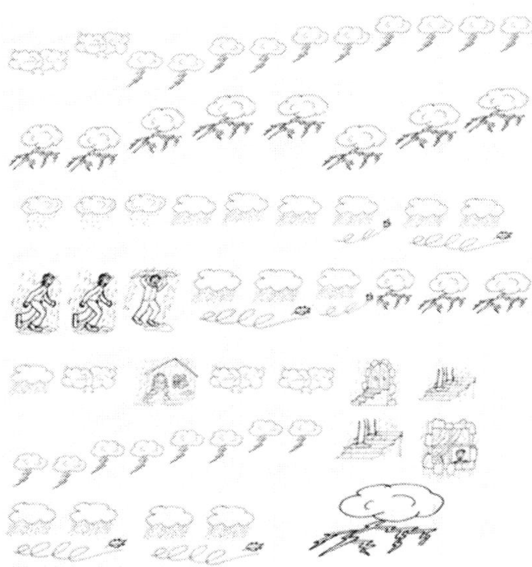

Cuando hagas tus propios musicogramas podrás observar que se puede representar la música de muchas maneras. Si tiene texto o no, si te interesa marcar el ritmo, o solo las sensaciones, las alturas o la duración de las notas, la estructura y las frases musicales. Puedes dibujar los instrumentos que tocan y combinarlo con fotografías.

En *Smoke on the water*, de Deep Purple, los instrumentos de la banda van entrando progresivamente: primero la guitarra que toca el emblemático solo característico de esta pieza dos veces, después lo repite con los *charles*, que son los dos platos de la batería que se accionan con un pedal. Vuelven a repetir la música con la batería al completo. Ya son tres instrumentos. Se le añade el bajo en la quinta repetición y repiten de nuevo. En total seis veces antes que empiece el cantante.

Smoke on the water. Deep Purple.
Introducción musical.

Guitarra eléctrica	Platos charles	Batería	Bajo eléctrico
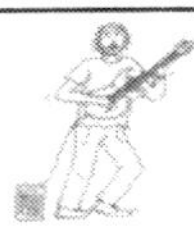	𝄽	𝄽	𝄽
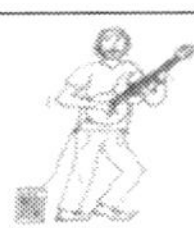	𝄽	𝄽	𝄽
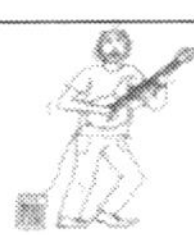	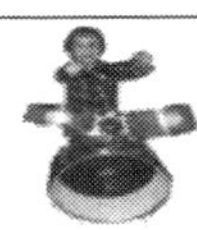	𝄽	𝄽
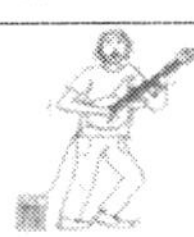	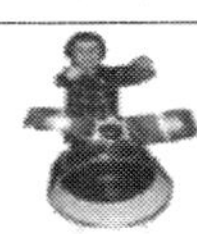	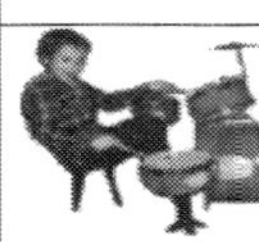	𝄽
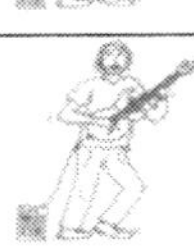	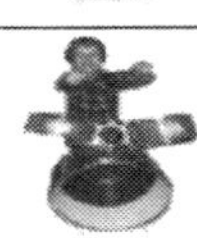	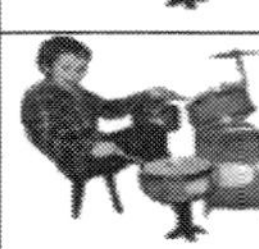	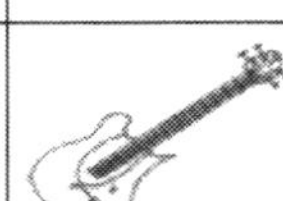
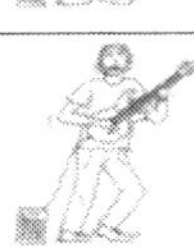	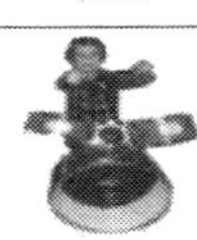	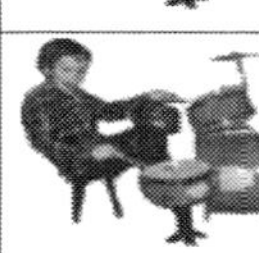	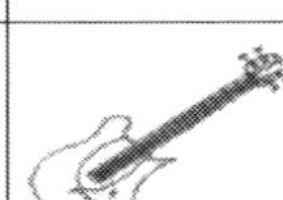

Diferentes métodos pedagógicos para el aprendizaje práctico de la música

Existen diferentes métodos prácticos para realizar un buen aprendizaje musical y aunque trabajan elementos similares, existen diferencias entre ellos. Los más conocidos son Kodaly, Dalcroze y Orff, pero también están los métodos Willems, Suzuki, Aschero, Seguidamente te explicaré cómo trabaja cada método de los tres más conocidos y sus características más importantes. Puedes decantarte por uno u otro, pero también puedes combinarlos entre sí, aprovechando aquello que te ofrece cada uno en particular y crear tu propio método.

El método Kodaly

Zoltan Kodaly fue un pedagogo, compositor y folklorista húngaro que creía que la música formaba parte del ser humano, por lo que la educación musical debía empezarse lo antes posible. Para él, cantar era la base del aprendizaje musical. Las bases de su método son el aprendizaje de canciones tradicionales y populares, la práctica instrumental con un instrumento de percusión sencillo y la ejecución colectiva.

Su método utiliza las sílabas rítmicas para el aprendizaje del ritmo y la fonomímia, es decir, identificar una posición de la mano con una nota musical. Así pues, al ritmo de negra ♩ le llamamos TÁ y dura un segundo aproximadamente o una pulsación, o golpe de pie. A cada corchera ♪ le llamamos Tí, por lo que las dos corcheas juntas ♫ serán TI-TI, y las dos juntas duran una pulsación o golpe de pie. Las semicorcheas ♬♬ se pronuncian TÍRITIRI, pero como es un poco complicado decirlo en un segundo aproximadamente, puedes decir BÍCICLETA, CHÓCOLATE, CÁRAMELO. Cualquier palabra que puedas dividirla en 4 partes. Fíjate que he acentuado la primera de cada una. No es un error tipográfico, si no que te estoy marcando dónde va la pulsación, el golpe de pie o lo que utilices para marcar el tiempo.

Vamos a practicar. ¿Recuerdas los carteles rítmicos del capítulo anterior?:

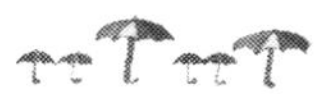	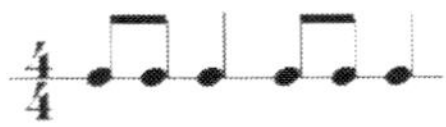

Pues vamos a repetirlos pero pronunciando las sílabas rítmicas. Después puedes hacerlo recitando el ritmo y picando los ritmos, y cuando esto ya salga, introduce la pulsación con el pie.

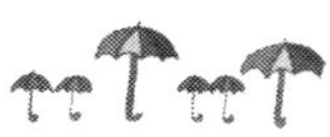	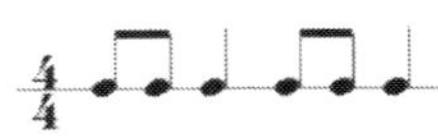	**TÍTI TÁ TÍTI TÁ**
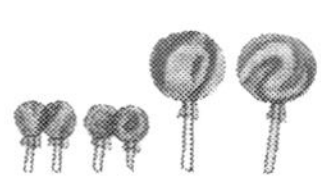	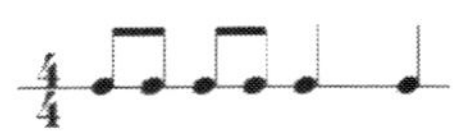	**TÍTI TÍTI TÁ TÁ**
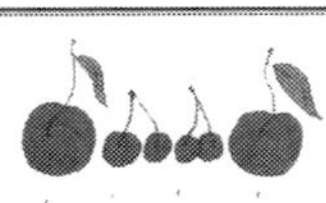	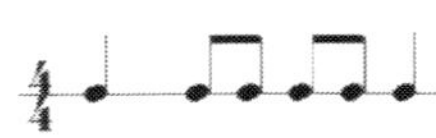	**TÁ TÍTI TÍTI TÁ**
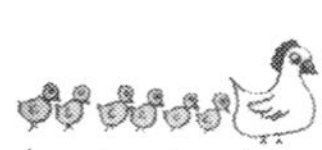	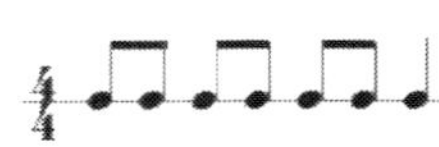	**TÍTI TÍTI TÍTI TÁ**
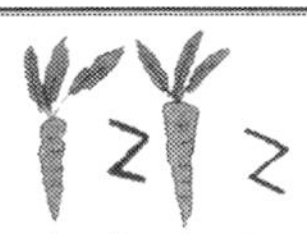	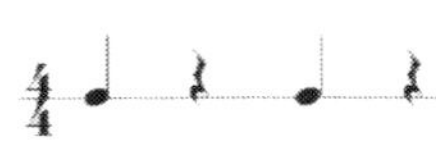	**TÁ (UN) TÁ (UN)**
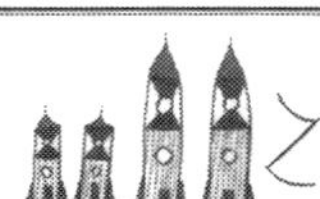	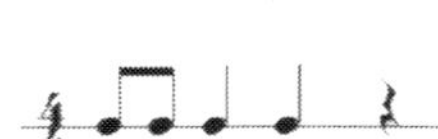	**TÍTI TÁ TÁ (UN)**
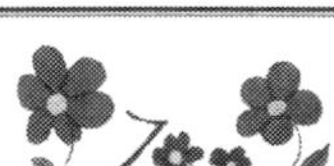	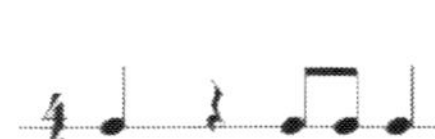	**TÁ (UN) TÍTI TÁ**

El siguiente cuadro es la posición de las manos en la escala musical con fonomímia:

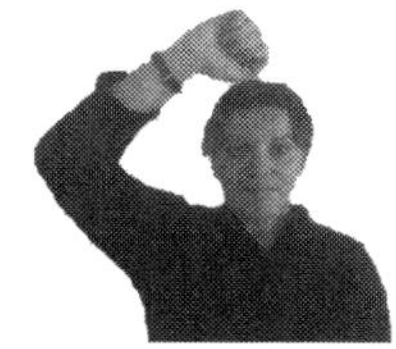	DO’
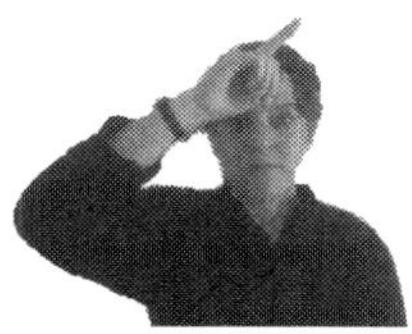	SI
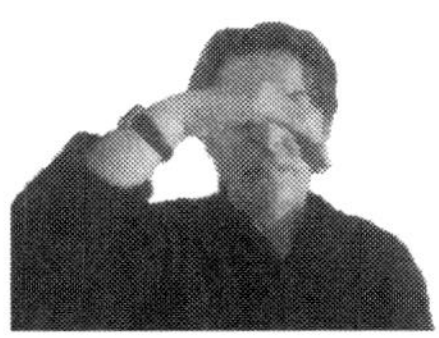	LA
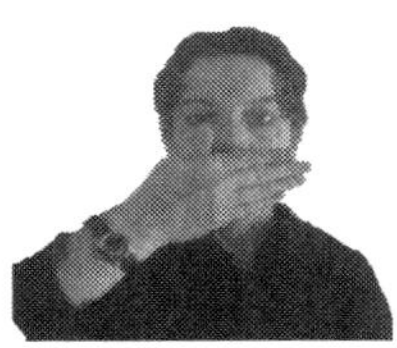	SOL
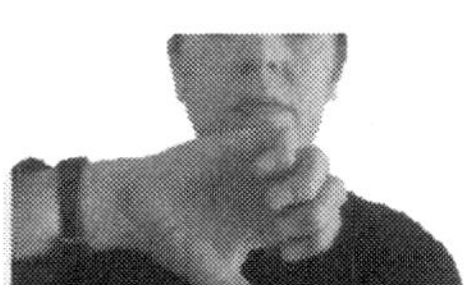	FA
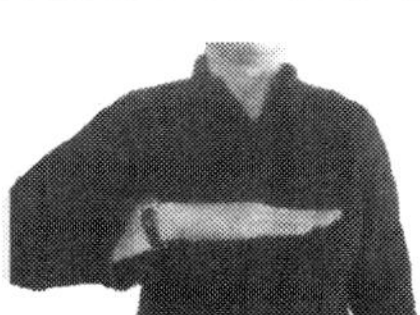	MI

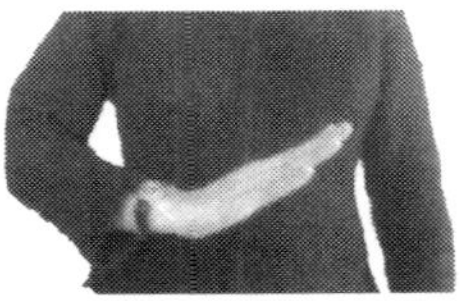	**RE**
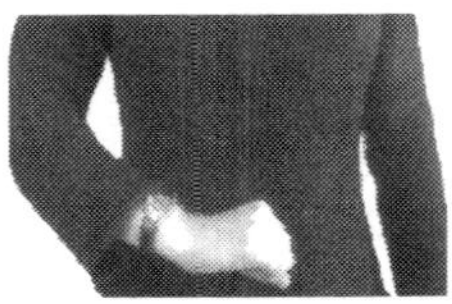	**DO**

Para aprender una canción, primero practica el ritmo con las sílabas, luego con el texto. Posteriormente puedes introducir la melodía ayudándote de la fonomímia o con un instrumento como la flauta.

Como ejemplo, el inicio de *Campanita del lugar*:

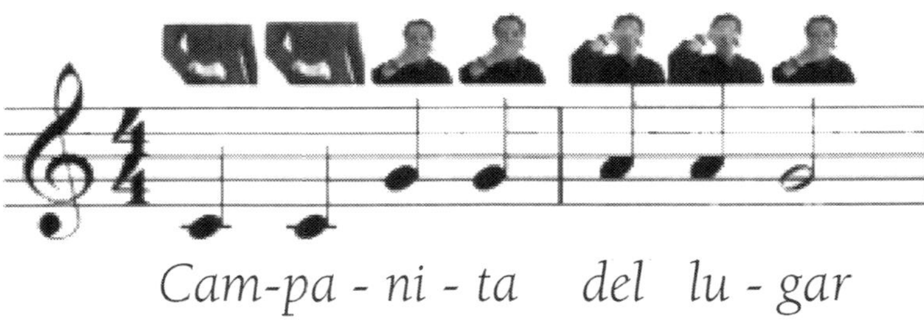

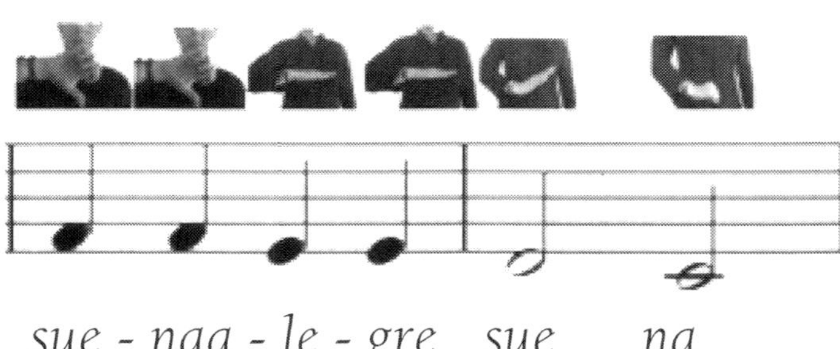

Puedes realizar ejercicios con fonomímia con dos grupos y trabajar intervalos. Uno «lee» la posición de la mano derecha y el otro el de la izquierda.

Con el método Kodaly trabajamos la consciencia corporal cinestésica, la atención, la concentración, la audición, el cálculo, el análisis, la proporción, el lenguaje, las señales visuales y el reconocimiento de patrones, el sentido de grupo, además de la imaginación.

El método Dalcroze

E. J. Dalcroze creó un método muy sensorial en el que se trabaja la percepción auditiva y la expresión en el movimiento. Aunque está ideado para diversos niveles, suele aplicarse más en E. I. para trabajar la psicomotricidad.

A grandes trazas, uno de los ejercicios básicos consiste en que los alumnos se desplazan por el aula, generalmente en círculo y marchan según la música que suena al piano. Si las notas son negras, el alumno camina; si son corcheas, corren y si son corcheas con puntillo 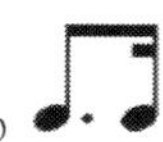 saltan como si trotaran a caballo. Cuando hay un silencio se interrumpe el movimiento.

La intensidad del sonido también puede trabajarse de manera que si la música es fuerte, las pisadas también lo serán y cuando el volumen de la música es piano (flojo) las pisadas son en puntillas. La expresividad de la música puede interpretarse con el movimiento del cuerpo y de los brazos.

Otro ejercicio puede ser marcar negras con los pies y corcheras picando de manos, o viceversa, que sería un grado más de dificultad. Una variante sería añadir la voz, cantando una canción, marcando el tiempo con los pasos, el ritmo con las manos y la melodía con la voz.

El método Dalcroze nos permite trabajar sensorialmente la música.

El aprendizaje sensorial del compás se puede realizar mediante pelotas de goma tipo las de tenis. Con estos ejercicios los alumnos aprenden a trabajar los compases de dos, tres y cuatro tiempos.

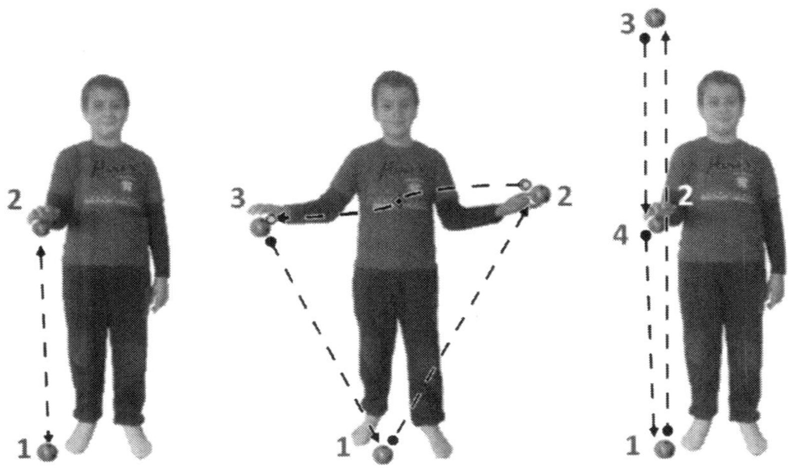

Compás 2/4 **Compás 3/4** **Compás 4/4**

Cuando el compás es de dos tiempos el ejercicio consiste en tirar la pelota al suelo y botarla en el tiempo que marca el compás, siendo el tiempo 1 el toque en el suelo y el dos en la mano. Cuando es de tres tiempos, el alumno tira la pelota al suelo con una mano, la recoge con la otra y la pasa a la primera mano que reinicia el ciclo. Para ello es importante la internalización del ritmo y que el compás coincida con el toque de la pelota en el suelo o con las manos. En este caso el tiempo 1 es en el suelo, el dos en una mano y el tres en la mano que tira la pelota. Para trabajar compases de 4 tiempos, hay que tirar con fuerza la pelota al suelo y que nos sobrepase. El primer tiempo es el toque de la pelota al suelo, el segundo, cuando está a la altura de nuestra mano pero sin coger la pelota, el tercero cuando gira en el aire y empieza a caer y el cuarto cuando la cogemos con la mano para empezar de nuevo la serie.

Con el método Dalcroze se estructura la clase de manera que además del ritmo y del solfeo, se trabaja la improvisación instrumental, un elemento muy olvidado en gran parte de la enseñanza musical, pero extremadamente práctico para aquellos alumnos que quieran dedicarse al estudio del jazz o de la música barroca.

Como hemos podido comprobar, el método Dalcroze es muy sensorial. Ello permite el desarrollo de la capacidad corporal-cinestésica a un nivel elevado. Se trabaja el desarrollo de la imaginación y la improvisación, los reflejos, las imágenes mentales, el proceso de la información auditiva, el análisis, las habilidades musicales y artísticas, la expresión de emociones, el razonamiento espacial y el reconocimiento de patrones.

El método Orff

El método del compositor alemán Carl Orff se basa principalmente en el ritmo. Para él el ritmo es la base de la música, por lo que lo convierte en el eje central de sus enseñanzas. Actualmente se encuentra implantado en muchas escuelas, y los instrumentos que utiliza se conocen como instrumentos escolares en lugar de instrumentos Orff. La improvisación también es importante en este método, ya que lo que más importa no es el resultado final, sino las experiencias adquiridas durante la práctica musical.

En este método se empieza a trabajar la base rítmica con la palabra. Aquí puedes combinarlo con el método Kodaly y la utilización de vocablos para expresar ritmos. Se empiezan utilizando el propio cuerpo como instrumento: podemos hacer palmas, pitos (chasquidos con los dedos), golpear diferentes partes del cuerpo y así obtener diversos sonidos. Posteriormente se introducen los instrumentos de percusión, tanto los idiófonos, que son los que producen el sonido al percutir su propio cuerpo, como el triángulo, caja china, claves, güiro, crótalos, aunque de ellos podamos obtener diferentes sonidos; como los melódicos tales como el carrillón, el metalófono, los timbales (que son afinables), el xilófono.

Un consejo: Los alumnos no pueden reprimir sus ganas de tocarlos cuando repartes los instrumentos y esto genera ruidos innecesarios que pueden llegar a ser molestos o interrumpir la sesión. En mi caso no podían tocarlos hasta que no estuvieran todos repartidos, y a la señal, empezaban a tocar todos a la vez, como si fuera una orquesta afinando, y después de unos segundos ya estaban tranquilos para empezar a interpretar lo que tocaba en aquella sesión. Solamente era un momento para desestresarse previo al trabajo.

La siguiente partitura ha sido adaptada a los instrumentos Orff, que mostramos más abajo.:

Sakura, Sakura

Canción tradicional japonesa

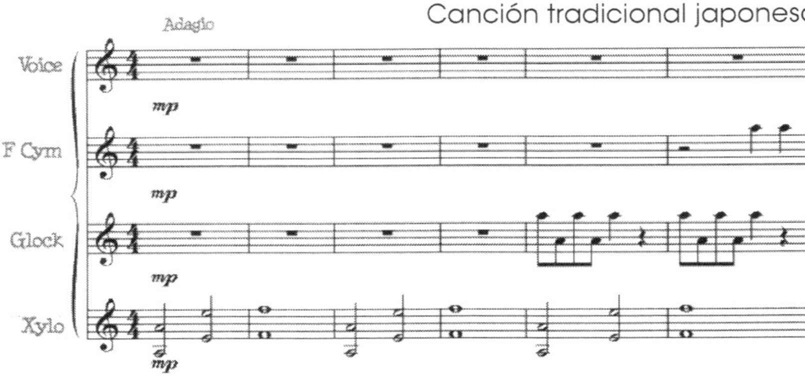

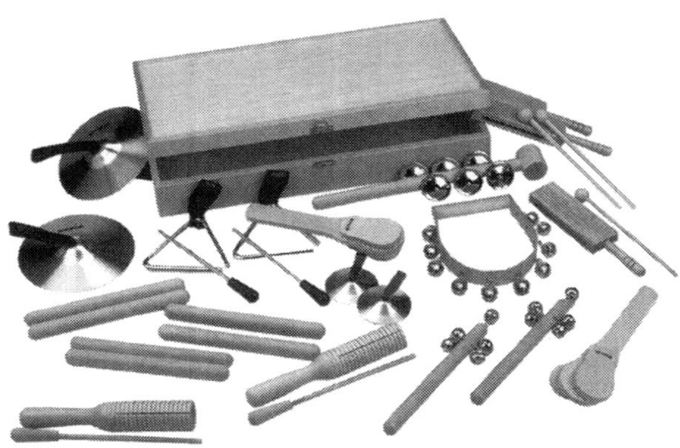

Como he comentado anteriormente, la improvisación es importante en este método, pero también lo es la creación musical. Nuestros alumnos pueden componer sus propias melodías, crea el himno de la clase, por ejemplo e interpretarlo cada día al iniciar la sesión instrumental. Con ello trabajamos, aparte del conocimiento musical, el desarrollo de su autoestima al sentirse satisfechos de su trabajo y el sentido de permanencia al grupo, muy importantes ambos a determinadas edades.

Además trabajamos la capacidad corporal cinestésica, el reconocimiento de palabras, números y símbolos, el cálculo, las señales visuales, el procesamiento visual y auditivo, el análisis, el reconocimiento de patrones y las habilidades musicales y artísticas. Todo ello de ambos hemisferios cerebrales.

Recapitulando...

A lo largo del capítulo hemos visto maneras diferentes de trabajar la música de manera productiva, tanto auditiva como productivamente. Con los musicogramas podemos hacer que una actividad en principio pasiva, que solo exigía escucha, se convierta en una actividad creativa y participativa. Hemos visto diferentes tipos de musicogramas que pueden servirte de orientación a la hora de trabajar los tuyos o a la hora de explicarles a tus alumnos en qué consiste y que cada uno de ellos dibuje su musicograma propio.

Si trabajas con el tuyo propio, puedes hacerte una copia en un tamaño grande y colgarla en la clase, así los alumnos ven como marcas la pulsación, por ejemplo, o indicas los elementos más importantes.

En cuanto a la producción musical bien sea cantando como interpretando, que es cuando más desarrollo intelectual genera, hemos visto diferentes métodos que aunque principalmente trabajen elementos diferentes, pueden combinarse entre sí. Kodaly funciona muy bien para trabajar la parte melódica y Orff la rítmica con interpretación instrumental, aunque incluye también la melódica. Con Dalcroze trabajamos el ritmo, la expresividad y el movimiento a través del cuerpo, por lo que los alumnos sienten y expresan aquello que escuchan.

En los próximos capítulos trataremos cómo la música ayuda en el desarrollo de las áreas de matemáticas, lenguaje y emocional-social y cómo podemos aplicarla a estas áreas.

SEGUNDA PARTE
La música en diferentes áreas

4

MÚSICA Y MATEMÁTICAS

En la cultura Clásica y en la Edad Media se agrupaban las ciencias del saber de las disciplinas superiores en las siete artes liberales, distribuidas en dos grupos:

- *Trivium*, que comprendía la gramática, la dialéctica y la retórica.
- *Quadrivium*, que agrupaba la astronomía, la aritmética, la geometría y la música.

La música teórica se estudiaba en el *quadrivium*. La música práctica era considerada un arte menor y generalmente la practicaban los esclavos y los criados para amenizar el tiempo, o los hombres libres como mera distracción.

La música se estudiaba con las principales áreas del saber en la cultura clásica y en la Edad Media

Como hemos visto, la música teórica y las matemáticas se relacionan desde tiempos antiguos. Es la matemática la que nos sirve para explicar los sucesos en la música: distancia entre intervalos de dos notas, lugar concreto donde taladrar un agujero en una flauta, el diámetro de este. La acústica es una rama de la física que estudia el sonido y es ampliamente utilizada para la construcción de auditorios, teatros. Ya los griegos y romanos estudiaban y aplicaban la acústica para la construcción de sus teatros.

La música utiliza desde elementos de la matemática sencilla como la división para explicar la diferencia de duración entre negra y corchea, por ejemplo, a operaciones más complicadas como el uso de integrales para resolver problemas en la construcción de instrumentos, por ejemplo. En la composición de música del siglo XX se han empleado matrices o se han escrito notas dependiendo de un resultado matemático. Podríamos también hablar de la música aleatoria.

Estas explicaciones van muy bien para ver la aplicación de las matemáticas en la música, pero ¿cómo puede ayudar la música a entender operaciones matemáticas? ¿Cómo puedo realizar música en el aula de matemáticas para afianzar los conocimientos matemáticos que se están tratando? ¿Es la música la que se sirve de la matemática, o la matemática también puede servirse de la música?

En los siguientes apartados veremos como la música puede ayudar a entender conceptos matemáticos y físicos en el aula o en casa.

Relación entre música, física y proporcionalidad

La música es el resultado de una acción física: Cuando soplamos un instrumento de viento hacemos vibrar una embocadura de caña como el clarinete, o nuestros labios como en la trompeta o el aire es cortado por un bisel como en la flauta. En los instrumentos de cuerda es la fricción, percusión o un pinzamiento; en los de percusión un objeto percute o fricciona a otro y esto provoca la vibración de este. Esta vibración se transmite a la caja de resonancia del instrumento, provocando la vibración del aire de su interior. Dependiendo de la frecuencia de vibración este sonido podemos clasificarlo como una nota musical. El ejemplo más claro es el La 440, que se produce cuando golpeamos un diapasón y vibra a 440 Hz, es decir que produce 440 oscilaciones o producción de ondas por segundo.

La vibración se produce en la caja de resonancia, que generalmente es el cuerpo del instrumento. El tamaño de la caja de resonancia influye siendo los instrumentos de mayor caja de resonancia los más graves, y los de más pequeña, más agudos. En el caso de los instrumentos de cuerda, influye la longitud y grosor de la cuerda y el punto en que la

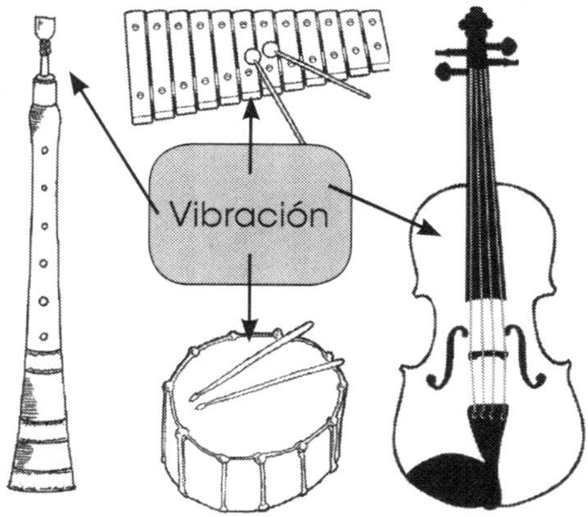

presionemos para producir una nota u otra cuando la pincemos o frotemos con la otra mano.

En los instrumentos de viento la longitud depende del número de agujeros que se tapan, las válvulas que se accionan o la longitud de la vara en el caso del trombón o el sacabuche. En los instrumentos de percusión de membrana como el tambor, vibra la membrana de piel que, dependiendo de la tensión, puede hacer una nota concreta, la longitud de las placas en los instrumentos de placa como carrillón, el grosor de la madera en la caja china. Un ejemplo claro sobre la influencia de la longitud la vemos en los tubos de los órganos o en las cuerdas de un piano.

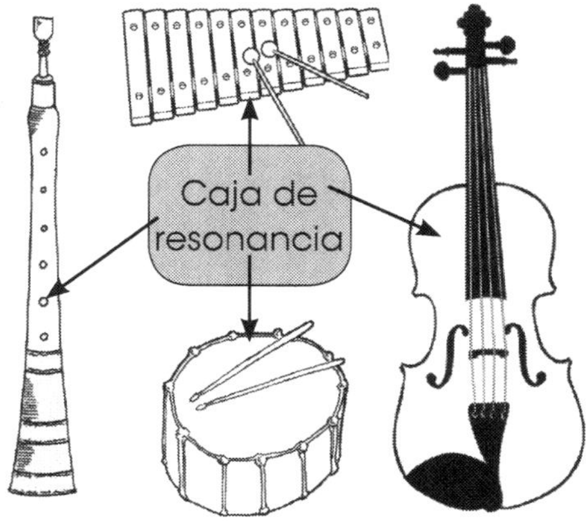

Lo importante es que todos ellos necesitan una caja de resonancia donde vibra el aire y se produce el sonido.

El sonido se produce por la vibración del aire en la caja de resonancia

Resumidamente, esta es una de las partes de la física que se relaciona con el funcionamiento de los instrumentos. El punto donde pisar una cuerda, taladrar el agujero o marcar el traste de una guitarra pueden hacerse mediante cálculos matemáticos. Ya los Pitagóricos estudiaron la relación entre la longitud y el sonido que se producía en un instrumento de una sola cuerda, el monocordio. Así se estableció que la octava se producía al pisar en la mitad de la cuerda. Establecieron las consonancias perfectas como la 5ª y la 4ª que se producen con las siguientes fracciones:

- 2/3 de cuerda vibrando para el intervalo de 5ª
- 3/4 de cuerda vibrando para el intervalo de 4ª
- 1/2 de cuerda vibrando para el intervalo de 8ª

Si tomamos el Do como nota inicial, la quinta será el Sol, la cuarta el Fa y la octava, el Do' agudo (contamos todas las notas, desde la inicial a la final).

En los siguientes ejemplos podrás observar cómo se cumplen estas proporciones tanto en los instrumentos de cuerda como en los de viento. En el caso de los instrumentos de cuerda estudiaremos la longitud de vibración de la cuerda de una viola, que entre la cejita y el puente (que es el que transmite la vibración de la cuerda a la caja de resonancia) mide 36 C. Veremos también la posición de la 8ª aguda, que se produce en la mitad de la longitud, la quinta, que se produce al vibrar dos tercios de longitud y la cuarta, que se produce al vibrar tres cuartos.

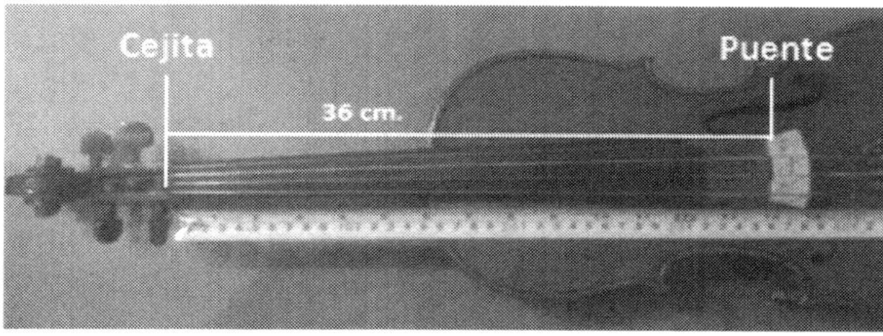

En la Octava: $36 \cdot \frac{1}{2}\frac{1}{2} = 18$ cm. que vibran

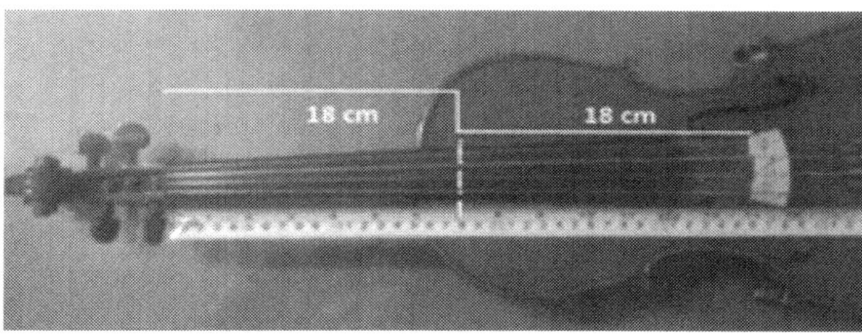

En la Quinta: $36 \cdot \frac{2}{3}\frac{2}{3} = 24$ cm. que vibran

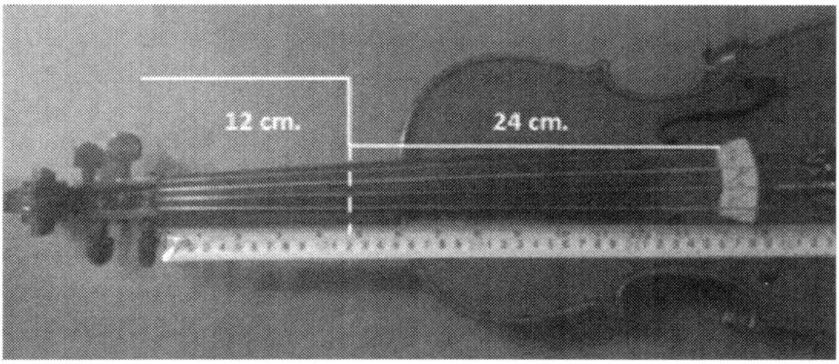

En la Cuarta: $36 \cdot \frac{3}{4}\frac{3}{4} = 27$ cm. que vibran.

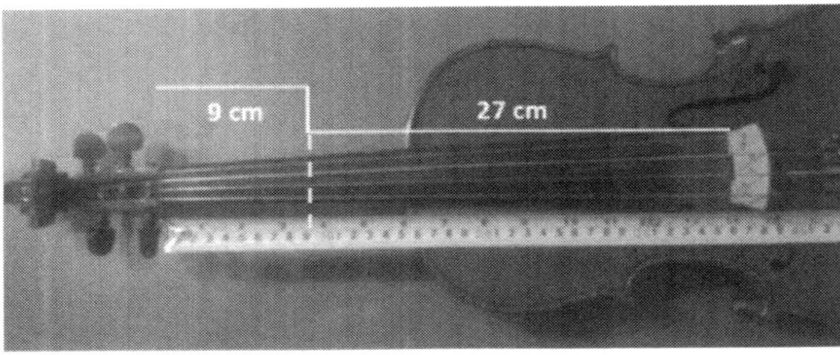

En el caso de los instrumentos de viento veremos una gralla, de la familia de los oboes, con una medida de 40 cm., entre la base de la caña doble, que son las que vibran con el paso del aire, hasta el final del cuerpo del instrumento. Este instrumento está afinado en Do, pero todo tapado produce el Sol. La Quinta de un Sol es el Re': Sol – La – Si - Do' - Re'. Si tapamos los dos agujeros frontales y el trasero para emitir el Re', comprobamos que se mantiene la fracción $\frac{2}{3}\frac{2}{3}$:

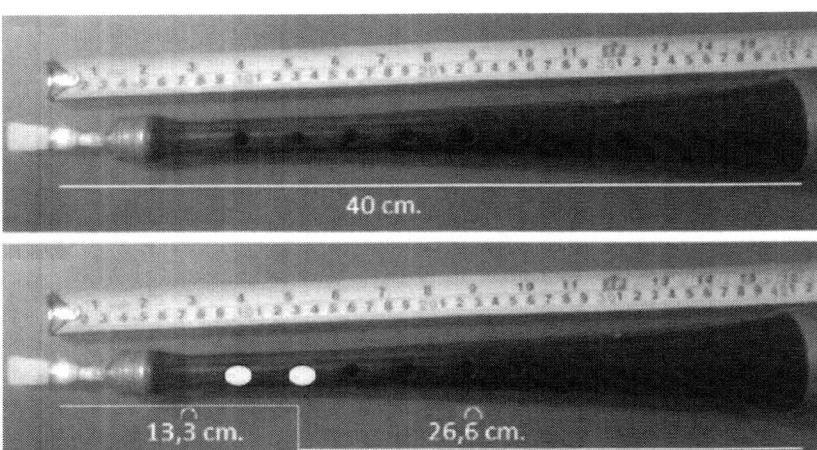

Estos ejemplos pueden servirnos a la hora de explicar las fracciones en el aula de matemáticas. Aunque podemos encontrar múltiples ejemplos en la vida diaria, en este caso los alumnos pueden practicar e investigar sobre los instrumentos, afianzando así su aprendizaje en uno de los elementos que resultan más dificultosos de aprender como las proporcionalidades. Si nuestros alumnos tocan algún instrumento pueden traerlo a clase y pueden mostrarlo a sus compañeros. Las actividades podemos trabajarlas en grupo. Lo más recomendable es que sean instrumentos de cuerda puesto que los de viento solo pueden emitir los sonidos de la escala musical.

Con la práctica desarrollamos más capacidades que solo con la teoría. Esto no es nada nuevo, pero en el caso de trabajarlo con la música trabajamos la creatividad al poder traspasar diferentes números racionales a la experimentación, a la vez que fomentamos el cálculo, la capacidad visual y auditiva, el análisis, la planificación y toma de decisiones, el álgebra, el reconocimiento de patrones, aparte de la comprensión del funcionamiento de los instrumentos musicales y, lo más importante, aprenden en base a su curiosidad y experimentación, lo que les obliga a pensar, prever resultados, comprobar si se cumplen, es decir, seguir el método científico de crear una hipótesis, llevarla a cabo mediante la experimentación, observar qué sucede, tomar las medidas y anotaciones pertinentes, analizar los resultados y sobre ellos formular la tesis o modificar el proceso de experimentación.

Otro elemento que nos sirve para trabajar la proporcionalidad y la división son las diferentes divisiones de las notas:

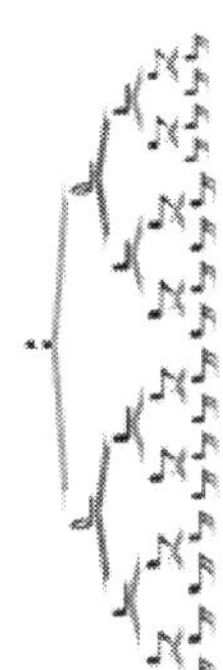

Podemos explicarles la división entre dos, pero también, con este cuadro delante, realizar preguntas del tipo:

- ¿Cuántas corcheas son una blanca? ¿Y tres?
- ¿Cuántas negras son 12 semicorcheas?

Nuestra tarea es guiarles en su aprendizaje y aportarles los medios para que puedan desarrollarlo.

Relación entre música y conjuntos

El conocimiento de los conjuntos, la distribución, la intersección, la diferencia, la unión o la complementariedad son elementos que pueden

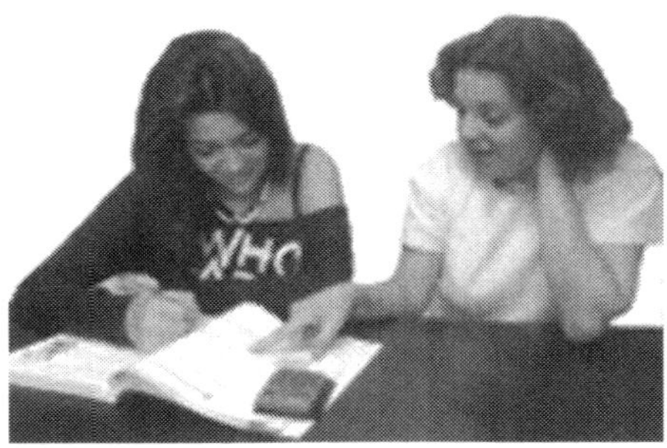

resultar muy conceptuales o abstractos dependiendo de cómo los expliquemos. La música nos ofrece un amplio abanico de posibilidades en el estudio de los conjuntos ya que es un elemento que nuestros alumnos conocen y podemos aplicarlo en clase mediante prácticas. Podemos traer instrumentos musicales y distribuirlos por conjuntos, subconjuntos, hacer intersecciones

Por ejemplo podemos clasificar los instrumentos desde lo general hasta un instrumento específico. Veamos el caso del fagot:

- Pertenece al género de los **Instrumentos musicales.**
- Pertenece a la familia de **Instrumentos de viento**.
- Como instrumento de viento se clasifica como **Viento Madera**.
- Su embocadura es de **Doble caña.**
- Es de registro **Grave.**

Si analizamos todas estas características o variables tenemos un resultado: el fagot. Podríamos pensar también en el contrafagot, que pertenecería al mismo subconjunto que el fagot, pero no forma parte de la plantilla estándar de la orquesta. Si quisiéramos diferenciarlos, tendríamos que pensar en otro subconjunto, por ejemplo: Tiene el registro más grave, donde estaría el contrafagot.

También podríamos pensar en instrumentos tradicionales de doble caña y de sonido grave como las chirimías o la tarota, pero estos quedan excluidos ya que no entran en el conjunto de instrumentos de la orquesta estándar.

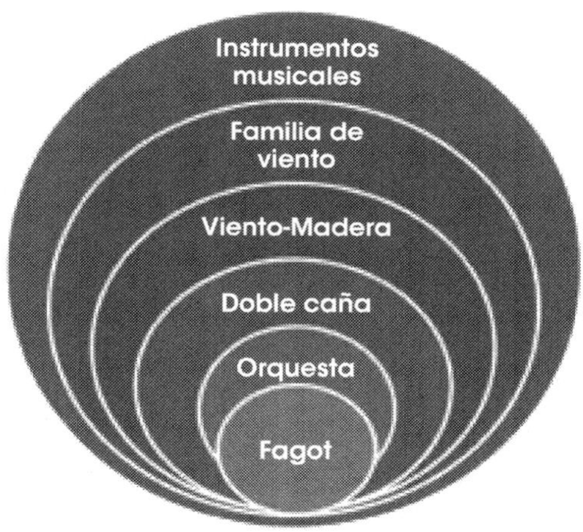

Otro elemento que podemos trabajar con los conjuntos es, por ejemplo, la Relación de Pertenencia: Instrumentos de cuerda.

Instrumentos de cuerda (IC) = {violín, banjo, guitarra, arpa, laúd}

Instrumentos musicales

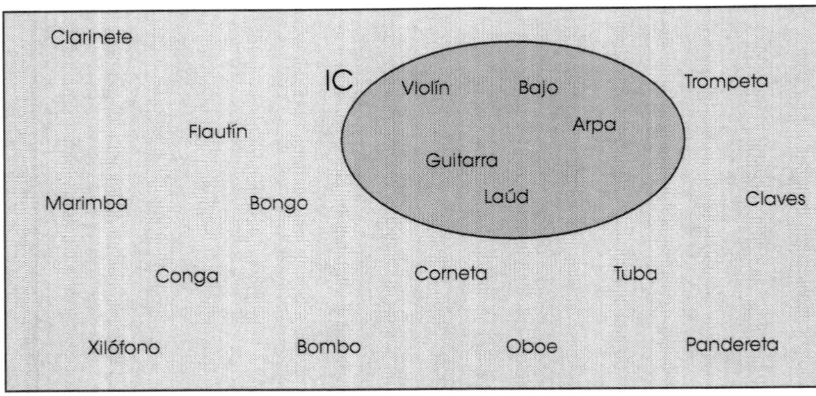

Ahora podemos empezar a introducir símbolos de relaciones de pertenencia Î y Ï

- Guitarra Î IC (La guitarra pertenece al conjunto IC)
- Corneta Ï IC (La corneta no pertenece al conjunto IC)
- Marimba Ï IC
- Laúd Î IC…

Siguiendo con los instrumentos musicales como ejemplo, podemos trabajar la diferencia entre conjuntos. Un ejemplo: estudiamos los diferentes instrumentos que son de tecla y funcionan con el pinzado o la percusión, y no los de tecla- viento:

Ins. Viento Ins. Tecla

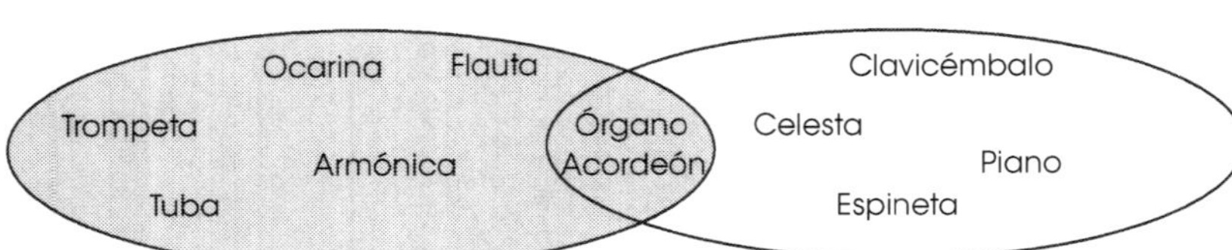

Ins. Tecla\ Ins.Viento = {Clavicémbalo, Celesta, Piano, Espineta, Órgano, Acordeón}\{Ocarina, Flauta, Trompeta, Órgano, Acordeón, Armónica, Tuba} = {Clavicémbalo, Celesta, Piano, Espineta}

Los instrumentos también pueden servirnos a la hora de estudiar la intersección entre conjuntos: A Ç B. Es decir, elementos comunes entre los dos conjuntos. Veamos el ejemplo del piano, que aunque es un instrumento de cuerda, su funcionamiento permite que lo clasifiquemos según sus características técnicas de producción del sonido:

- Instrumento de cuerda (es la cuerda la que produce el sonido cuando vibra).
- Instrumento de percusión (un martillo accionado por la tecla percute la cuerda).
- Instrumento de teclado (la tecla acciona el martillo que percute la cuerda para que vibre).

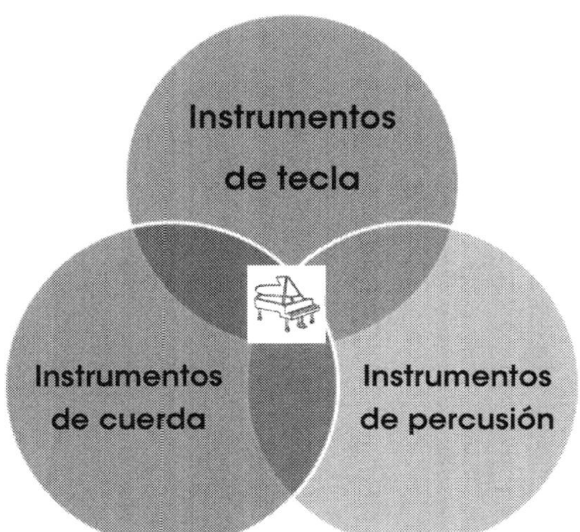

Con los instrumentos podemos trabajar diferentes operaciones más como la diferencia simétrica, el complemento o la unión de conjuntos. Podemos trabajar también con los valores de las notas musicales, notas que suenan igual o enarmónicas, notas que reciben el mismo nombre y se escriben en diferentes alturas en el pentagrama, en diferentes claves, esto lo dejo a tu imaginación.

Relación entre música y estadística

Con la música también podemos trabajar la estadística, realizar gráficas e interpretar resultados a través de ellas. Una práctica puede ser escuchar la radio durante unos días y diferentes emisoras y calcular la media de canciones que suenen en 30 minutos; otro cálculo sería estudiar el tiempo dedicado a publicidad, a la locución y a la música. Con los resultados obtenidos podemos realizar operaciones estadísticas como la mediana, la media aritmética, la desviación estándar, la moda, el recorrido, trasladar las anotaciones de resultados a gráficas. Todo ello nos permite trabajar la parte matemática de la estadística desde la música.

Verás, si tomamos por ejemplo la melodía de la partitura *En la granja de Pepito*, podemos estudiar cuántas corcheas hay en diferencia a negras, cuántas veces se repite una nota, qué nota o ritmo predomina sobre los demás

Vamos a estudiar este pequeño fragmento de la melodía para saber cuál es la nota que predomina:

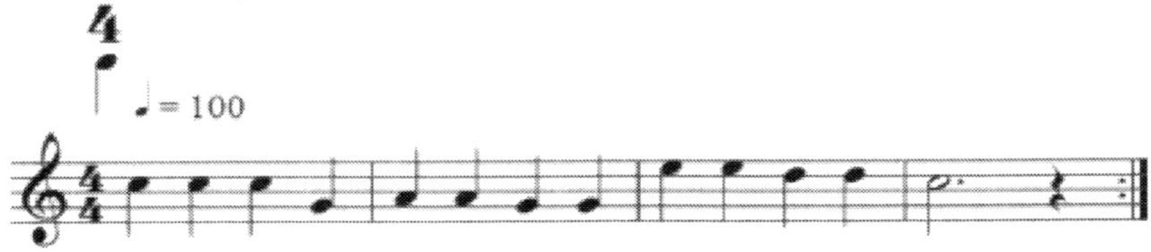

Creamos una tabla e indicamos el resultado:
Notas en la granja de Pepito

Do	0
Re	0

Mi	0
Fa	0
Sol	3
La	2
Si	0
Do'	4
Re'	2
Mi'	2

Trasladamos el resultado de la tabla a un gráfico de barras:

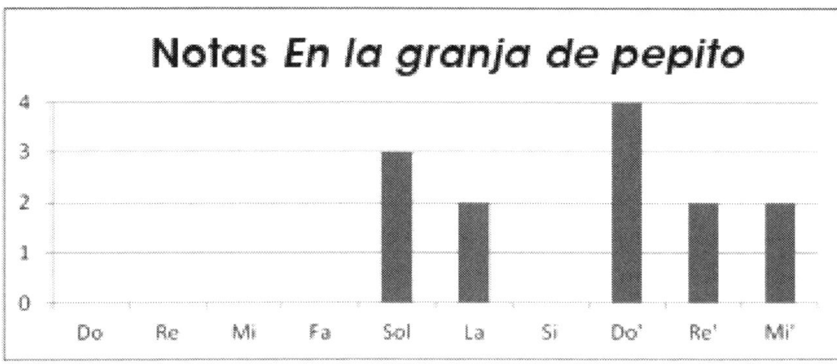

¿Para qué sirve la estadística en la música? Podemos aplicarla para el estudio de las funciones de los acordes, buscar la tonalidad, comprobar si hay repetición de patrones. Con la estadística profundizamos en el estudio teórico de una pieza antes de interpretarla, ya que nos aporta datos que son útiles a la hora de estudiarla en un modo práctico para poder hacer una buena interpretación.

Con la música podemos afianzar cálculos estadísticos como la frecuencia, la moda o la mediana.

Relación entre música y combinatoria y aleatoriedad

La combinatoria es una de las partes de la matemática que, en general y a un nivel básico, se estudia con poca profundidad. La combinatoria se utiliza en composición y en la interpretación. En la época de Mozart existían juegos musicales en los que disponías de una tabla con un determinado número de compases, que se distribuían por filas y columnas. Aquí tienes un ejemplo:

	1	2	3	4	5	6
1	Compás A	Compás B	Compás C	Compás D	Compás E	Compás F
2	Compás G	Compás H	Compás I	Compás J	Compás K	Compás L
3	Compás M	Compás N	Compás O	Compás P	Compás Q	Compás R
4	Compás S	Compás T	Compás U	Compás V	Compás X	Compás Y
5	Compás Z	Compás AA	Compás BB	Compás CC	Compás DD	Compás EE
6	Compás FF	Compás GG	Compás HH	Compás II	Compás JJ	Compás KK

Luego se tiraban dos dados, uno marcaba el número de la columna y el otro el de la fila, por lo que cada vez salía una nueva pieza. Por ejemplo:

Compás G	Compás BB	Compás O	Compás K	Compás JJ	Compás H

¡Esta es solo una de las 46.656 series de 6 compases posibles!

Con este juego puedes practicar la combinatoria con los carteles rítmicos de los capítulos 2 y 3, por ejemplo, o construir vosotros mismos diferentes compases y modificar el tipo de juego.

En la música aleatoria de Boulez o Stockhausen, el intérprete toca aleatoriamente la partitura pasando por ejemplo de una página a otra sin ningún tipo de orden, es decir, que el azar hace que cada vez suene una obra nueva. Podemos aprovechar esta aleatoriedad para reforzar el estudio de la combinatoria y la aleatoriedad en el aula de matemáticas, presentando obras y trabajando desde la audición sobre las partituras, podemos calcular cuantas posibilidades hay que se no se repita ningún fragmento, cuántas hay que se repita uno y lo podemos poner en práctica e interpretarlo musicalmente, por ejemplo con los carteles rítmicos.

Factores matemáticos como la inversión, retrogradación e inversión retrógrada se han utilizado ampliamente en la música. Encontramos muchos ejemplos en las fugas de Bach, o en las composiciones de la música dodecafónica y serial, como podemos ver en el siguiente ejemplo:

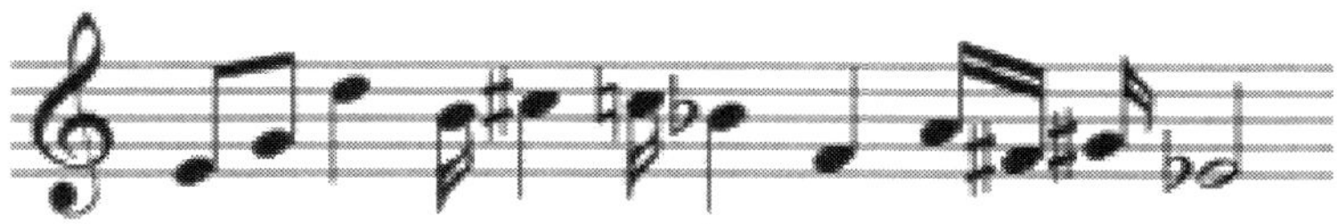

Tenemos una serie de 12 notas diferentes y las numeramos. Puedes numerar tal cual están las notas en la serie, o empezar por el Do y acabar en el Si. Para mi es más claro empezar por el Do, a la que asigno el número 0, al Do# el 1, al Re el 2

SERIE

4	7	2	11	1	0	10	5	9	6	8	3
MI	SOL	RE	SI	DO#	DO	SIb	Fa	La	FA#	SOL#	Mib

El compositor puede escribir esta en su composición siguiendo este mismo orden. Hará también la inversión de la serie, es decir, si el intervalo es ascendente escribimos el mismo intervalo pero descendiente. Por ejemplo, en este caso, de Mi a Sol van 3 semitonos ascendentes. En la serie inversa escribimos los tres semitonos pero descendientes, que sería la nota Do#, empezando la serie inversa por Mi, Do#.

Otra acción será retrotraer la serie, es decir, empezar por el final: Mib, Sol#, Fa#... También podrá hacer la retrogradación de la inversión.

Para saber todas las combinaciones de series posibles creamos una matriz, en la que la fila O0 es la serie original, y la columna I0 es la inversión de la serie original.

	I0	I3	I10	I7	I9	I8	I6	I1	I5	I2	I4	I11
O0	4	7	2	11	1	0	10	5	9	6	8	3
O9	1											
O2	6											
O5	9											
O3	7											
O4	8											
O6	10											
O11	3											
O7	11											
O10	2											
O8	0											
O1	5											

Vamos rellenando la matriz así: En la fila O9 empezamos la serie con la nota uno, y la vamos escribiendo utilizando los intervalos de la serie original. Es decir, si en la serie original van tres semitonos entre la nota 4 y la 7, obtenemos el siete de la siguiente suma: 4 + 3 = 7. Esta operación la transportamos a la fila O9, en la que la suma es: 1 + 3 = 4. Así rellenamos todas las columnas, obteniendo la siguiente matriz*:

	I0	I3	I10	I7	I9	I8	I6	I1	I5	I2	I4	I11
O0	4	7	2	11	1	0	10	5	9	6	8	3
O9	1	4	11	8	10	9	7	2	6	3	5	0
O2	6	9	4	1	3	2	0	7	11	8	10	5
O5	9	0	7	4	6	5	3	10	2	11	1	8
O3	7	10	5	2	4	3	1	8	0	9	11	6
O4	8	11	6	3	5	4	2	9	1	10	0	7
O6	10	1	8	5	7	6	4	11	3	0	2	9
O11	3	6	1	10	0	11	9	4	8	5	7	2
O7	11	2	9	6	8	7	5	0	4	1	3	10
O10	2	5	0	9	11	10	8	3	7	4	6	1
O8	0	3	10	7	9	8	6	1	5	2	4	11
O1	5	8	3	0	2	1	11	6	10	7	9	4

* Al número 11 le sigue el 0, empezando el orden de nuevo. Por ejemplo en la

Si sustituimos los números por las notas que representan (ver serie original) tendremos esta matriz:

	I0	I3	I10	I7	I9	I8	I6	I1	I5	I2	I4	I11	
O0	MI	SOL	RE	SI	DO#	DO	SIb	FA	LA	FA#	SOL#	MIb	R0
O9	DO#	MI	SI	SOL#	SIb	LA	SOL	RE	FA#	MIb	FA	DO	R9
O2	FA#	LA	MI	DO#	MIb	RE	DO	SOL	SI	SOL#	SIb	FA	R2
O5	LA	DO	SOL	MI	FA#	FA	MIb	SIb	RE	SI	DO#	SOL#	R5
O3	SOL	SIb	FA	RE	MI	MIb	DO#	SOL#	DO	LA	SI	FA#	R3
O4	SOL#	SI	FA#	MIb	FA	MI	RE	LA	DO#	SIb	DO	SOL	R4
O6	SIb	DO#	SOL#	FA	SOL	FA#	MI	SI	MIb	DO	RE	LA	R6
O11	MIb	FA#	DO#	SIb	DO	SI	LA	MI	SOL#	FA	SOL	RE	R11
O7	SI	RE	LA	FA#	SOL#	SOL	FA	DO	MI	DO#	MIb	SIb	R7
O10	RE	FA	DO	LA	SI	SIb	SOL#	MIb	SOL	MI	FA#	DO#	R10
O8	DO	MIb	SIb	SOL	LA	SOL#	FA#	DO#	FA	RE	MI	SI	R8
O1	FA	SOL#	MIb	DO	RE	DO#	SI	FA#	SIb	SOL	LA	MI	R1
	RI0	RI3	RI10	RI7	RI9	RI8	RI6	RI1	RI5	RI2	RI4	RI11	

Con esta matriz podríamos componer una pieza utilizando cualquier serie de una fila, de derecha a izquierda o de izquierda a derecha, también con las columnas, de arriba abajo o de abajo a arriba. Podemos llevar una partitura e indicar la serie a los alumnos, construir la matriz y buscar las series en la partitura. Es parecido a un sudoku: No hay nota repetida ni en fila ni en columna.

Canciones con textos matemáticos

Dentro del cancionero popular podemos encontrar muchas canciones que contienen números. En algunas de ellas los números no tienen una especial significación con la letra pero pueden servirnos para poder

primera fila tenemos un 7 al que le sigue un 2. Para calcularlo haremos: 7, 8, 9, 10, 11, 0, 1 y 2, por lo vemos que de 7 a 2 van 7 números. En la segunda fila, misma columna, tenemos un 4 y si calculamos tenemos que 4 + 7 = 11, que es valor que escribiremos en la segunda fila.

cantar con los más pequeños para que vayan aprendiendo. Otras canciones que puedes encontrar en páginas web dedicadas a la educación infantil, en CDs y DVDs de grupos infantiles o en cancioneros tratan los números de forma ordenada y son muy útiles para empezar a contar. Un ejemplo es *Un elefante se balanceaba*, en la que van añadiendo elefantes de uno en uno. Otras relacionan los números con los días de la semana y con el calendario. Otras como el canon *Tres y tres y tres son nueve*, de Z. Kodaly, realizan operaciones matemáticas. Precisamente las tablas de multiplicar las aprendíamos con una cantinela... ¡Seguro que te acuerdas!.

Seguidamente podrás ver algunos ejemplos de canciones para aprender los números y a sumar:

Los pollitos

Los pollitos
Samaná
Ponen huevos
en el corral.
Pone uno,
pone dos,
pone tres,
pone cuatro,
pone cinco,
pone seis,
pone siete,
pone ocho...
¡Tapa el bizcocho!

El barquito chiquitito

Había una vez un barquito chiquitito.
Había una vez un barquito chiquitito,
que no podía, que no podía, que no podía navegar.

Pasaron un, dos, tres,
cuatro, cinco, seis semanas.
Pasaron un, dos, tres,
cuatro, cinco, seis semanas,
y aquel barquito y aquel barquito
y aquel barquito navegó.

Uno de Enero

Uno de Enero,
dos de Febrero,
tres de Marzo,
cuatro de Abril,
cinco de Mayo,
seis de Junio,
siete de Julio
San Fermín.

A Pamplona hemos de ir,
con una media,
con una media.
A Pamplona hemos de ir
con una media y un calcetín.

Tengo una muñeca vestida de azul

Tengo una muñeca
vestida de azul
con su camisita
y su canesú.

La saque a paseo
se me constipó.
La tengo en la cama
con mucho dolor.

Esta mañanita
me dijo el doctor
que le de jarabe
con un tenedor.

Dos y dos son cuatro,
cuatro y dos son seis,
seis y dos son ocho
y ocho dieciséis.
Y ocho, veinticuatro
y ocho, treinta y dos.
Animas benditas,
me arrodillo yo.

Tengo una muñeca
vestida de azul,
zapatitos blancos
y gorro de tul.

La lleve a paseo
se me constipo,
la tengo en la cama
con mucho dolor.

Dos más dos son cuatro,
cuatro y dos son seis.
Seis y dos son ocho
y ocho dieciséis.
Y ocho veinticuatro
y ocho treinta y dos.
Ánimas benditas,
Me arrodillo yo.

Recapitulando...

En este capítulo hemos visto como las matemáticas y la música van unidas desde tiempos antiguos. Elementos de la matemática sencilla son utilizados continuamente en la música, ya sea la división en la duración de las notas (ritmo), del compás o los tiempos de espera en silencio.

Otros elementos que intervienen son los cálculos entre intervalos, en los que las sumas y las restas son frecuentes. Si sabemos que la suma de un intervalo y su inverso da siempre el valor 9, podemos calcular y comprobar rápidamente nuestros ejercicios. Por ejemplo el inverso de un intervalo de 3ª es el de 6º, ya que $3 + 6 = 9$ ó $9 - 3 = 6$

Elementos matemáticos como los conjuntos podemos trabajarlos desde ámbitos musicales. Los ejemplos que he mostrado se vinculan todos a los instrumentos. Puedes probar con grupos de música e intérpretes, ritmos, canciones. La música da mucho juego en este aspecto.

Con la música también desarrollamos elementos de la matemática estadística. Podéis realizar innumerables ejercicios para estudiar diferentes elementos musicales: cuántas baladas contienen los 20 Cds más vendidos, cuál es la media de baladas por Cd, cuál es la variación, cuál el que más baladas contiene.

Otro elemento que parece más complicado pero que en realidad es más sencillo de lo que parece, es la realización de juegos combinatorios o matrices. Con ello trabajarás la combinatoria de una manera práctica aparte de elementos como inversión y retrogradación.

Hay estudios que demuestran que las funciones ejecutivas permiten el establecimiento de un pensamiento estructurado en el que podemos planificar en función de objetos planteados, establecimiento de un plan estratégico para llevar a cabo la organización, jerarquización y administración de ideas. Como hemos visto en este capítulo, la combinación de la música y las matemáticas permiten el desarrollo de las funciones ejecutivas de una manera que utilizamos la música como elemento para poder explicar y resolver cuestiones matemáticas que posteriormente nuestros alumnos podrán trasladar a otras situaciones o problemas matemáticos.

Además de trabajar las funciones ejecutivas, hemos visto que desarrollaremos el cálculo, la aritmética, el reconocimiento de patrones, palabras y números y el análisis, entre otras capacidades cerebrales.

Lo importante es que los alumnos aprendan en base a su experimentación, es decir, que a base de las experiencias adquiridas y de la teoría explicada, vayan desarrollando sus capacidades. La música ofrece un gran abanico de posibilidades para poder desarrollar ejemplos que pueden trabajarse en casa o en clase, con elementos que ellos conocen, haciéndolos razonar, meditar y sobre todo, participar activamente en su aprendizaje.

5

MÚSICA Y LENGUAJE

El lenguaje y la música comparten diferentes aspectos que los relacionan entre sí. Tanto el habla como la canción comparten los mismos elementos generadores de sonido como son las cuerdas vocales, el paso del aire, la cavidad bucal, la colocación de la lengua, la vibración de los dientes y de la máscara facial y, a determinados niveles, el control del diafragma y la colocación del paladar blando.

Una capacidad de la música en sí misma es la de ser un lenguaje propiamente dicho, con signos y características particulares que hacen que podamos entender aquello que nos está indicando una partitura y que nosotros podamos interpretar con diferentes sonidos con instrumentos musicales o con la voz, cantando las notas o el ritmo. Tiene sus códigos escritos, su normativa, su entonación y su fraseo que, al igual como sucede en un idioma, admite variantes y variaciones.

La música es una fuente para el desarrollo del lenguaje oral y corporal

La música es una fuente de aprendizaje de lenguaje tanto verbal como no verbal. Con ella damos voz a sentimientos, sensaciones, pensamientos, sueños, bailamos, disfrutamos, nos desinhibimos... Somos nosotros mismos. Lo mismo sucede cuando creamos o leemos textos poéticos. Nuestra alma siente y se emociona.

La música y la poesía

En el siglo XVIII el filósofo suizo J. J. Rousseau teorizó sobre el origen común de la lengua hablada y de la música cantada. Anteriormente muchos otros teóricos relacionaron la poesía con la palabra *canción*, y se conoce como *cancionero* a una agrupación de textos poéticos, como los de Juan del Encina o Gómez Manrique. Por ejemplo algunos de los versos más conocidos de Petrarca se encuentran agrupados en su obra *Canzoniere* y, a su vez, dichos versos han sido musicados por grandes compositores como Monteverdi o Mazzocchi. Otros grandes músicos como Schubert han escrito e interpretado los textos de Goethe o Schiller. Recientemente tenemos el ejemplo de Joan Manuel Serrat que canta a Antonio Machado y a Miguel Hernández, entre otros.

A finales del siglo XVI, en el paso del Renacimiento al Barroco, surgieron las *Accademias* culturales en el norte de Italia, como la *Accademia degli Invaghiti* en Mantua o la *Camerata Fiorentina* o *Camerata Bardi* en Florencia. Fue precisamente en esta última, en Florencia, donde debatieron temas sobre música y poesía. Estudiaron el teatro clásico de los antiguos griegos y crearon un nuevo estilo musical, en el que se cantaba como si se hablara. Lo importante era lo que transmitía el texto y para ello utilizaron los poemas de los más conocidos poetas hasta el momento. Esta nueva forma de cantar se conoció como «*recitar cantando*». Muchos compositores como G. Caccini, J. Peri o C. Monteverdi lo llevaron al máximo nivel, creando lo que fue, aunque la forma de cantar ha variado con el tiempo, el germen de la ópera teatral y comercial de Venecia, de la que es heredera la ópera actual.

La poesía era considerada la más bella obra de arte

Existe el paralelismo de la musicalidad de la poesía, la que durante siglos fue considerada como el lenguaje llevado a su máxima expresión, y la música poética, como los poemas sinfónicos de Berlioz, Listz o Debussy, que pretenden conmover los sentimientos a través de las sensaciones provocadas al escuchar cierta música orquestal tal y como sucede con la poesía.

Encontramos innumerables ejemplos, tanto en la tradición como en la etnografía o en la etnomusicología, de elementos que utilizan la poesía y la música. Un ejemplo fundamental son los *Bertsolaris* vascos que interpretan cantando versos improvisados. La construcción de los versos va del último al primero de modo que, en la interpretación, el canto-recitación empieza de una manera en la que el transcurso de la improvisación la conduce a los versos finales, que son la base sobre la que se ha construido lo que la antecede, y que el público descubre al final de la improvisación. El principal concurso de *Bertsolaris* se realiza cada cuatro años y tiene una masiva afluencia de público por lo que se demuestra, afortunadamente para la música y la poesía, que esta tradición está muy viva y arraigada.

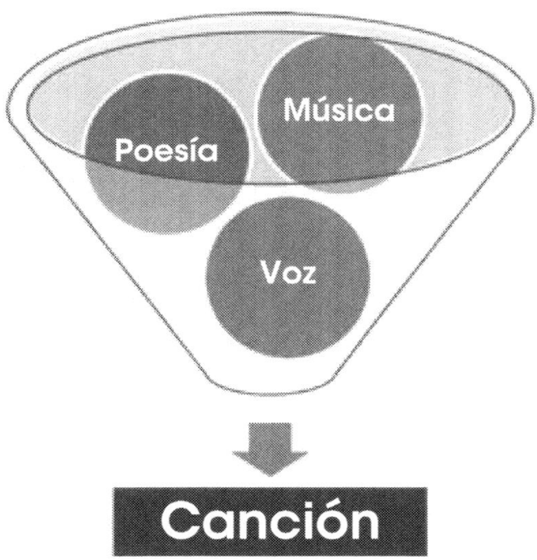

La música actual utiliza la poesía para escribir sus textos. Las letras de las canciones de David Bisbal, Beatles o Beyonce usan la rima tanto consonante como asonante en sus versos. Cualquier canción Pop puede servir de ejemplo. La música Hip Hop y la Rap también. Los grandes rapeadores o *MC's* cantan-recitan sus textos. Hay concursos de *Freestyle*

o improvisación para *MC's* en los que dos rapeadores agudizan su ingenio e improvisan las letras sobre una base rítmica. Gana el que crea las mejores rimas a la vez que rapea mejor.

Ejemplos prácticos:

- En clase de lengua podemos trabajar con la música. Cuando estudiéis poemas de autores conocidos, busca a ver si existe la versión musical, ya que numerosos cantautores han musicalizado poemas de grandes poetas. Youtube es una fuente inagotable de recursos que puede ayudarte. Estudiad el texto y cantadlo. Aprovecha el momento para explicar las características de la poesía que estéis trabajando: el tipo de rima, las estrofas, los números de versos
- Otro ejercicio de creatividad literaria es el siguiente: Podéis escribir poemas bajo las pautas que indiques: tipo de estrofa, rima, tema a modo de letra de una canción, sobre la música de una conocida que esté de moda en el momento y les guste. Los resultados son sorprendentes. Te lo garantizo.
- Podéis practicar la improvisación como si fuerais *Bertsolaris*. Podéis escoger entre todos el tema final de la improvisación o si lo ves muy complicado puedes escogerlo tú. Si en tu escuela trabajáis por centros de interés o proyectos o si en tu instituto hacéis el crédito de síntesis, el tema de la improvisación podría estar (debería estar) vinculado con el tema central que estéis estudiando, por ejemplo.
- Para practicar la rima asonante o consonante puedes organizar unas *Freestyle sessions* en la que los alumnos tengan que concursar improvisando rimas a ritmo de Rap. Es una sesión muy divertida en la que alumnado al que no le interesa en absoluto la poesía se implica de manera que hace suya la creación de rimas, que tú puedes ir dificultando, ya que no es lo mismo improvisar un pareado asonante que una cuarteta consonante, por ejemplo.
- Una variante del ejercicio anterior es que los alumnos escriban un rap en grupo y lo interpreten. Pueden hacerlo en directo en clase, pero más creativo e interdisciplinar será si lo graban en

vídeo a modo de videoclip y posteriormente hacéis una sesión de visionado y después un comentario. Podéis hacer un *Rappers Awards* en el centro educativo con la colaboración de otro profesorado como el de música, creando una base rítmica, el de educación física supervisando las coreografías, el de audiovisual enseñando a editar videos tú mismo. Deja volar tu imaginación y verás el resultado.

Como educadores sabemos que la repetición de conceptos es una forma de aprendizaje, pero a su vez la monotonía puede resultar contraproducente ya que los alumnos se aburren y no prestan atención. Si enseñamos los mismos conceptos —REPETICIÓN— pero de diferentes maneras —VARIACIÓN—, la enseñanza se vuelve más motivadora puesto que puede llegar a más alumnos de diferentes características y capacidades, por lo que, a su vez, se convierte en más individualizada.

Podemos pensar que aprender poesía es una cosa y cantar, otra. Es verdad. Pero cantar poesía es mejor que ambas cosas por separado, o al menos, más instructivo. Puedes trabajar los versos, las estrofas, las características de movimientos y autores, tipos de rimas ayudándote de la canción. Al hacer el tema accesible y participativo, los alumnos no lo ven tan complicado y se lo hacen suyo. Creando actividades divertidas sobre el mismo tema, realizas la repetición de una manera sutil pero efectiva.

La música y el lenguaje

Aparte de esta interacción entre música y lenguaje o música y poesía más concretamente, podemos ver cómo la música ayuda, según diferentes estudios científicos, a la comprensión y al desarrollo del lenguaje conocido como lengua materna y a la adquisición de nuevas lenguas, conocidas como segundas lenguas.

Cantar canciones aporta el aprendizaje de léxico. En educación infantil encontramos muchas canciones enumerativas en las que se nombran frutas, oficios, partes del cuerpo humano, animales. Por ejemplo, *En la granja de Pepito*, en la que se van enumerando los animales y se reproduce su sonido con onomatopeyas. Otra es la canción de juego *El patio de mi casa* en la que se nombra parte del abecedario ordenadamente:

El patio de mi casa

El patio de mi casa
es particular.
Cuando llueve se moja
como los demás.
Agáchate,
y vuélvete a agachar,
que los agachaditos
no saben bailar.
H, I, J, K
L, LL, M, A,
que si tú no me quieres
otro amante me querrá.
H, I, J, K
L, LL, M, O,
que si tú no me quieres
otro amante tendré yo.
Chocolate, amarillo,
Corre, corre,
Que te pillo.
A estirar, a estirar,
que el demonio va a pasar.

Además de la mejora del léxico y del aprendizaje de estructuras lingüísticas, escuchar canciones, estudiar sus letras y cantarlas mejora la pronunciación. Muchos métodos de idiomas utilizan la canción para el aprendizaje. Entonces ¿por qué no utilizarlo de forma frecuente también en el aprendizaje de la lengua materna? Podemos *HACER* antes de *SABER*. Cualquier excusa nos puede servir para cantar una canción tanto en la clase de lenguaje, literatura, matemáticas o medio natural y social. Solo falta encontrar la adecuada en cada momento.

Hay infinidad de canciones con números, partes del cuerpo humano, animales, ciudades, geografía. Puedes encontrar material muy útil en grabaciones y vídeos de grupos musicales especializados en música infantil, que crean sus propias canciones educativas o adaptan las tradicionales, a las que añaden coreografías, movimientos, diversión. Con ello aprenden disfrutando. Cualquier ocasión es buena para cantar y los materiales también están disponibles para los padres. En casa también podéis aplicar lo mismo que en el aula. Encontraréis canciones de tareas, recetas, animales, etc., que refuerzan su léxico, su pronunciación y la estructuración del lenguaje, elementos fundamentales para la comunicación con los demás.

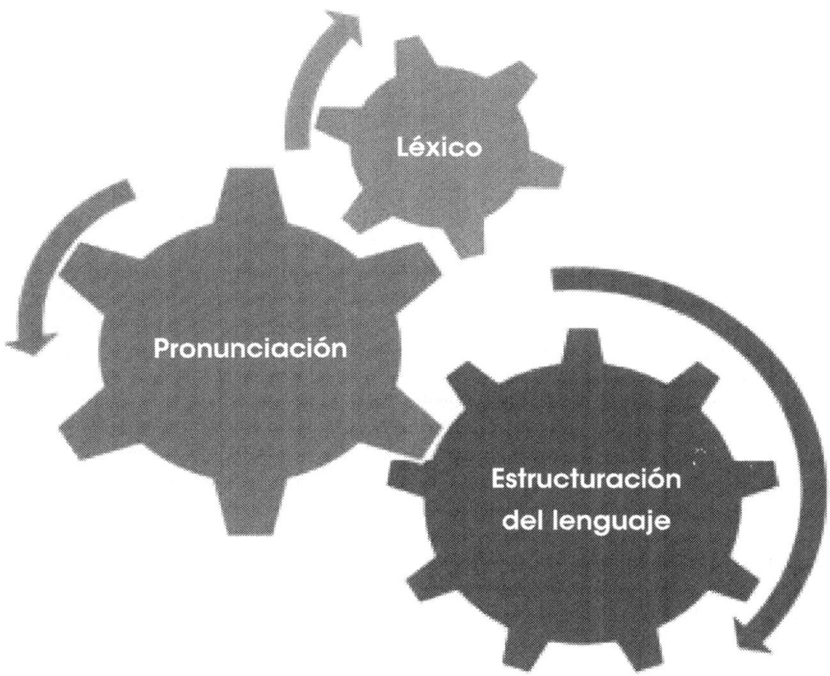

Cantar canciones, aparte del aprendizaje lingüístico y musical, estimula los dos hemisferios cerebrales, ayuda a la integración en un grupo: clase, amigos, familia, equipo y ayuda en su aprendizaje general, tanto de forma auditiva como productiva al cantar. Podemos ir complicando el vocabulario, ampliando las palabras que queremos que aprendan. La incorporación de gestos al cantar, ya sea indicando acciones, partes del cuerpo o coreografías adaptadas a su nivel de motricidad son muy beneficiosas, ya que, aparte de mostrarles lo que están cantando-aprendiendo, estimulan el cerebro con la combinación del lenguaje y del movimiento.

Como he comentado anteriormente, en lenguas extrajeras se canta habitualmente. Es un recurso fantástico que podemos ampliar según nuestras necesidades y las de nuestros alumnos. Si les gusta alguna canción podemos estudiar su contenido y ver si nos puede servir. Podemos utilizar aquellas canciones que les gusten, del cantante de moda del momento, de las que forman el grupo de las canciones clásicas de la música pop y combinarlas con las tradicionales. Las canciones del canadiense Michael Bublé, como *Haven't met you yet* son un buen ejemplo.

En clase de lengua extranjera es habitual escuchar y/o cantar temas relacionados con las fechas señaladas del año. Cuando se acerca *Halloween*, las clases de inglés se llenan de cantos que tienen a esta fiesta como eje central y, en ellas, los alumnos aprenden vocabulario tipo: *pumpkin, witch, ghost, skeleton, bones, candy, skull*... Lo mismo sucede en otras festividades como Navidad, en la que aprenden *Carols** que se cantan en clase y que se interpretarán en el festival de Navidad.

Otras canciones que suelen cantarse en clase de lengua extranjera enseñan el abecedario, por ejemplo la que tiene la misma melodía que *Campanitas del lugar,* que vimos en el capítulo 3. Otras enumeran animales, alimentos, partes del cuerpo humano, las horas, etc. Son del mismo tipo de las que encontramos en nuestro propio idioma, por lo que sabemos que funcionan. La diferencia es que cuando las aprendemos o enseñamos en nuestra propia lengua, generalmente es en la etapa de educación infantil o primer ciclo de primaria. Entonces, ¿por qué no trabajamos canciones de textos que nos puedan interesar en ciclos superiores, ESO o incluso en bachillerato? Podemos inventar canciones que nombren cordilleras, ríos, poblaciones, épocas, componentes de los sistemas del cuerpo humano como el digestivo, circulatorio, etc.

---

* Canciones de tema navideño en lengua inglesa.

La canción es una herramienta nemotécnica

Un compañero mío de la facultad se aprendía las definiciones cantándolas, así, a la hora de responder ante un examen, las respuestas fluían al cantar de memoria las canciones que se había estudiado. Es mucho más fácil recordar una canción que un texto. Prueba a ver cuántas canciones sabes y cuántos textos puedes recitar. Prueba a recitar también las tablas de multiplicar con la entonación con la que muchos nos las aprendimos. ¡Todavía las recuerdas! Pero ¿sería lo mismo si no las hubiéramos aprendido cantando?

Hablar de aprender las tablas de multiplicar cantando puede parecer anacrónico o pertenecer a un sistema educativo obsoleto y anticuado. No te lo niego. Actualmente han aparecido nuevos sistemas para enseñarlas, pero tampoco hay que desechar lo que sirve. Acepto las críticas. Pero sé que funciona. Lo mismo sucede con las canciones de los libros de música. Muchas de ellas son de nueva creación y están muy bien, pero hay libros en las que casi no hay canciones tradicionales, es decir, las de siempre.

Cuando empecé a trabajar como maestro de música en la escuela, me llamó mucho la atención que a los alumnos de educación infantil, Ciclo Inicial y Medio de primaria, si bien les encantaban las canciones modernas, ¡mucho más lo hacían las canciones tradicionales de toda la vida! Había algunas que eran como el himno de la clase y siempre las cantábamos. Un buen recurso es combinar las canciones tradicionales y las de nueva creación escogiendo las que se adecuen más a los conceptos que queremos trabajar, enseñar, aprender.

El recurso de tener una canción como himno o canciones de tareas funciona muy bien ya que les ayuda a centrarse en lo que va a empezar. Cantar reafirma el grupo creando un ambiente propicio para el trabajo. Si escogemos una canción animada pero de frases largas, en la que podamos respirar tranquilamente, ayudaremos a controlar la respiración. Con ello conseguiremos relajación y el aumento de concentración para lo que va a venir.

La respiración diafragmática ayuda a la relajación

Un recurso que podemos utilizar cuando vemos que la clase se va desbaratando es cantar. Si cantamos una canción lenta, que no quiere decir triste, los alumnos y nosotros mismos controlamos y relajamos nuestra respiración y con ello reconducimos una situación que se va a volver cada vez más incontrolada a otra en la que se respira sensación de calma, sosiego y tranquilidad. Entonces se puede volver a trabajar de manera concentrada y efectiva, sin tener que alzar la voz o entrar en una situación de nervios que pueden provocar aun más nervios, convirtiéndose en una espiral de nunca acabar. La preparación del cuerpo para el aprendizaje mediante la relajación la trataremos en el capítulo 7, «Música y emociones».

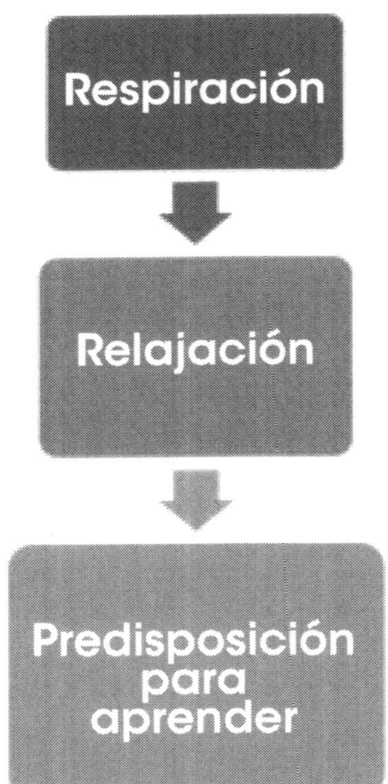

La voz y el canto

En los capítulos precedentes ya hemos hablado de los beneficios que tiene cantar. Recuerda que al cantar utilizamos el aparato fonador y el respiratorio. Esto motiva que tomemos ciertas precauciones para tener una higiene vocal sana, emitir mejor el sonido y evitar posibles problemas.

A la hora de cantar en clase, nuestra actitud debe ser lo más natural posible y buscaremos que los alumnos disfruten a la vez que educan su oído, su expresividad y su entonación. Algunos niños a ciertas edades mimetizan con mucha facilidad y es por ello que, según sea nuestra actitud a la hora de cantar, pueden encontrar en el canto algo divertido y fácil, o algo difícil.

Un aspecto importante a la hora de cantar es que no fuercen ni forcemos nosotros la laringe. Para ello debemos cantar de manera relajada en nuestro tono natural y ellos en el suyo también de forma relajada, sin tensiones en el cuello y sin gritar. Cada uno tenemos nuestra propia tesitura y debemos cantar en ella. No debemos forzar para llegar a una nota ni exigir que ellos lleguen. Cada uno de nosotros somos nuestro propio instrumento, y como humanos, todos somos diferentes.

Referente a esto, y aunque parezca una contradicción con lo que he expuesto, cuando estudié magisterio musical, me recomendaron que cantara en falsete ya que mi tesitura es muy grave y podía provocar que los alumnos me imitasen e intentaran cantar con mi tesitura. Una vez lo probé y los alumnos se me quedaron mirando de una manera muy extrañados. Desde aquel día canté siempre con mi voz, grave, y ellos con la suya, aguda. Eso sí, pendiente de que no intentaran imitar mi tono de voz. La observación es importante para poder modificar en un sentido u otro, por si imitan o mimetizan o, por el contrario, se sienten extrañados.

Los niños no cantan solo en la escuela ni oyen cantar solamente a otros niños. Desde pequeños saben que los hombres tienen una voz más grave y las mujeres más aguda. Quizás los niños aun no conocen los términos grave y agudo, pero notan la diferencia. En casa oyen cantar a su padre, a su madre, hermanos, abuelas y abuelos, en la radio, la tele. Pero hay que estar atentos que no imiten o mimeticen la voz de otra persona.

En mis clases de música hacíamos un juego en el que los alumnos y yo cantábamos imitando diferentes personas o situaciones. A ellos les divertía mucho y escogían qué tipo de persona querían imitar. Con ello trabajábamos la voz y probábamos de cantar en otras tesituras y nos movíamos por el aula gesticulando con los movimientos que exigía cada personaje. Primero nos aprendíamos la canción y luego la cantábamos como si fuéramos bebés, señoras elegantes, señores serios, personas mayores, personas ajetreadas, con sueño, nerviosas, felices o llorando. La última era siempre la misma opción: Cada uno canta con SU PROPIA VOZ. Con ello los alumnos aprendían a diferenciar lo que era su voz natural a una voz fabricada imitando a la de cualquier otro, en este caso a mí, su maestro.

A los niños les gusta cantar y ello les aporta diversión y tranquilidad además de ser una herramienta de socialización. Debemos enseñarles a respirar correctamente, a cantar correctamente. Los estudios de canto se inician a una edad avanzada después de la pubertad cuando el cuerpo ya está formado, dependiendo del desarrollo físico de cada uno. El estudio musical, la higiene vocal (cantar correctamente sin forzar la laringe, respirar bien) empieza en una edad más temprana.

Si a nuestro hijo le gusta cantar, podemos apuntarle en una coral infantil o juvenil donde aprenderá a cuidar su voz, a respirar correctamente y a cantar de una manera relajada sin forzar. En clase, como maestros o profesores, deberemos estar atentos para conseguir una emisión de voz correcta y relajada para evitar posibles problemas de emisión de voz, tanto en la de los alumnos como en la nuestra.

Los docentes deberíamos asistir a clases de canto

Una amiga logopeda me comentó que muchas veces utiliza la canción como herramienta de trabajo para poder ayudar a los niños que tienen dificultades a la hora de pronunciar o emitir algún sonido. Muchos estudiantes de canto son logopedas o foniatras. Ello les aporta más herramientas para poder aplicar en sus respectivas sesiones de trabajo.

Los maestros y profesores deberíamos también hacer clases de canto. No importa la materia que demos en los centros. Cantamos muchas horas a lo largo del curso, y no nos sirve solo para cantar, sino para hablar correctamente. Además de ser beneficioso para uno mismo, puesto que la voz es nuestra herramienta de trabajo, también lo es para nuestros alumnos que, si bien nos servirá para orientarles cómo cantar, también nos puede servir para poder detectar dificultades de pronunciación, vocalización y hablar con los padres para que acudan a un especialista.

Música como lenguaje

Otro aspecto es la música como lenguaje en sí misma. Como hemos visto, la música puede considerarse una lengua que permite crear una situación de comunicación. El redoble de tambores marca el paso en el que deben marchar los soldados en un desfile. La corneta se utiliza en los campamentos militares para comunicar tiempos para hacer algo: Diana, retreta, oración que en el campo de batalla indicaba qué acciones debían realizar los soldados: replegarse, avanzar, atacar, retirada. Como vemos la música se emplea en el ejército como un elemento de comunicación, ya que una melodía tiene un significado concreto.

Un ejemplo de música con un significado concreto es la melodía (intervalos) que suena en los aeropuertos y en las estaciones cuando anuncian una llegada o salida. Este intervalo musical nos dice: —«¡Ei! presta atención que voy a decir algo que puede interesarte» y entonces prestamos atención al anuncio que está sonando por si es de nuestro interés. Otro ejemplo son los toques de campana: A muertos, a fuego, a alerta.

En casa y la escuela también tenemos las canciones de tareas como las de recoger, lavarse las manos, comer, que nos indican lo que va a suceder. Con las canciones de tareas informamos y preparamos a los niños de lo que va a empezar. Otra herramienta es poner determinada música cada día antes de realizar una acción. Si les ponemos la misma música cuando hay que ir a la ducha, entrar en clase, empezar la sesión de lectura, recoger los juguetes, los niños lo entienden y van preparándose para realizar la tarea. Es como la sintonía de un programa de televisión que nos avisa cuando va a empezar.

La música se emplea como elemento de comunicación desde el origen de la humanidad. Hay ejemplos muy significativos en la etnografía: uno de ellos son los toques de tambores del África subsahariana. En ellos se transmiten frases y se establece un diálogo entre dos o más percusionistas o se avisa a la comunidad de algún hecho.

Otro ejemplo muy interesante e importante para la etnografía, la lingüística y la etnomusicología es el silbo gomero. Con el silbo los habitantes de La Gomera, en las Canarias, se comunican los elementos cotidianos a través de la accidentada orografía de la isla. Utiliza una serie de consonantes y vocales para reproducir la lengua hablada. Afortunadamente el gobierno canario lo incluyó en los planes de estudio de las escuelas de la isla a partir de 1999.

Un ejemplo de música como lenguaje en las nuevas tecnologías lo encontramos en las diferentes melodías que podemos poner en nuestro teléfono móvil y así saber si quien llama es nuestra pareja, un hijo, el trabajo, algún amigo o alguien desconocido. El simple sonido de la melodía nos da una información que hará que descolguemos o que no tengamos la necesidad.

Todos los ejemplos comentados en este apartado nos hacen reflexionar sobre el uso de la música como elemento de comunicación. Si pertenecemos a una comunidad es lógico conocer lo que significan ya que, según los casos, pueden transmitirnos hechos cruciales para nuestra supervivencia.

El caso de los silbos gomeros me hace recordar la teoría de Rousseau y pensar que el habla (lenguaje) y la música (canción-silbido) no están tan separados como podría creerse, ya que los silbadores cuando emiten o perciben trabajan con la parte cerebral referida al lenguaje y no como lo haríamos los que no estamos habituados a este tipo de comunicación.

Recapitulando...

En capítulos anteriores hemos visto como la música ayuda a poder desarrollar más capacidades, tanto creativas como matemáticas. En el caso del lenguaje, la música está relacionada con los textos a los que aporta su melodía.

Existen diferentes teorías parecidas a la comentada de Rousseau en la que se cree en el origen común del canto y el habla. Ambos tienen el mismo proceso fisiológico y, aunque su evolución ha sido diferente, uno se apoya en el otro.

Cuando hablamos cantamos o cantileamos. Cada lengua tiene su expresividad y entonación y esto hace que algunas lenguas parezcan más melodiosas que otras, más musicales que otras. Esto se refiere al habla, a la entonación y pronunciación, en cambio lo relacionamos con la musicalidad de una lengua. Cuando estamos contentos, felices, nos sentimos a gusto con lo que hacemos, cantamos de manera espontánea. No hablamos, sino que cantamos.

Estos ejemplos nos ayudan a pensar en el origen común de ambas acciones: Hablar y cantar.

Cantar es una reacción espontánea

La música y la memorización se han relacionado desde tiempos antiguos. Los cantares de gesta o el *Cantar del mio Cid* se transmitieron de forma oral y se cree que eran cantados para poder memorizar mejor sus versos.

Hemos visto diferentes ejemplos de la música como elemento nemotécnico para aprender definiciones, series de palabras, números, las tablas de multiplicar.

Uno de los elementos más importantes entre el lenguaje y la música es la canción. Con ella aprendemos sin darnos cuenta que lo estamos haciendo.

Cantando aprendemos vocabulario, pronunciación, elementos del lenguaje como la construcción de frases que nos ayudan a integrarnos en nuestra sociedad, a formar parte del grupo en que nos desenvolvemos y a sentirnos bien con nuestros compañeros por compartir la misma experiencia y los mismos sentimientos, por lo que mejora nuestra autoestima.

Cantar es importante por todo lo comentado anteriormente, por ello nunca debería faltar la canción en casa ni en clase. Cuando somos pequeños aprendemos muchas canciones y las cantamos. No importa si

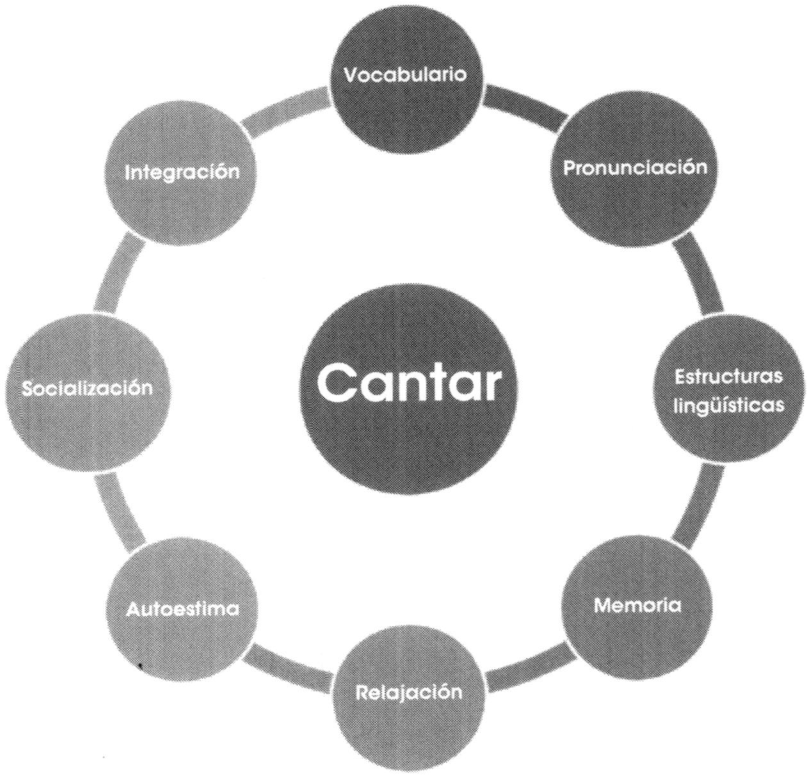

son las que escuchamos en la radio, las que nos enseñan los abuelos o en la escuela, o las que cantamos cuando jugamos, ya que todas ellas hacen que desarrollemos capacidades de ambos hemisferios como la sintaxis, el reconocimiento de palabras letras y números, articulamos el lenguaje y trabajamos la memoria, reconocemos patrones, desarrollamos habilidades musicales además de realizarnos imágenes mentales de aquello que nos está diciendo el texto de lo que estamos cantando o escuchamos cantar a otro.

Cantar es un acto espontáneo, pero no podemos hacerlo de cualquier manera.

Saber cantar de manera relajada sin tensiones es el elemento fundamental para poder emitir un sonido de una manera sana, sin producirnos daños en el sistema fonador. Hemos visto que la respiración es fundamental. La respiración diafragmática es la indicada para cantar, pero también podemos utilizarla para hablar correctamente, sin forzar las cuerdas vocales. A todo esto se le conoce como una correcta higiene vocal.

Cantar nos tranquiliza, nos aporta beneficios lingüísticos, nos ayuda a relacionarnos por lo que:

¡¡No dejemos nunca de cantar!!!

6

MÚSICA Y CUERPO

En el primer capítulo hemos visto que la teoría de las inteligencias múltiples de H. Gardner incluye la inteligencia corporal-cinestésica (cenestésica, kinestésica o kenestesica según diferentes autores). Según Gardner, la inteligencia corporal-cinestésica es la habilidad que poseemos para utilizar el cuerpo para expresarnos o conseguir alguna cosa, como por ejemplo, coger un objeto. Estas habilidades comprenden el manejo de objetos como herramientas, que pueden llegar a ser de una gran precisión como un bisturí, o el control de los movimientos corporales como en el caso de las gimnastas y de los bailarines.

Hay personas que tienen más destreza que otros: bailan mejor, coordinan más sus movimientos, calculan bien la presión a ejercer sobre un cuerpo, saben qué tecla tocar en un piano o en el teclado de un ordenador sin mirar... Este control, destreza o habilidad podemos trabajarla e incrementarla con la práctica.

Los músicos aplicamos lo que podríamos llamar «memoria postural» cuando, por ejemplo al tocar el violín, cambiamos la posición de la mano izquierda para hacer una nota sin mirar. Este cambio requiere muchas repeticiones y horas de trabajo que, con el tiempo se vuelve un movimiento exacto puesto que sabe en qué lugar preciso debe pararse la mano y colocar el dedo.

La música y el baile están asociados desde el origen de la humanidad. En los rituales de iniciación, cacería, matrimonio, lluvia se bailaba y se cantaba. El baile es la segunda escena cotidiana más representada en las pinturas rupestres lo que nos indica la importancia que adquiría en la cultura de la tribu.

Hoy en día hay muchos géneros distintos de tipos de baile: De rituales, de música moderna, tradicionales, de salón, clásico, en línea, el tuyo y el mío. Hay bailes con normativas que marcan las directrices a seguir y bailes que son más libres, con improvisación o como los que bailamos cada uno cuando estamos en una fiesta. Todo tipo de baile requiere una cierta coordinación corporal y, excepto en algunas de las últimas tendencias que niegan la unión de danza y música, el baile ha estado siempre acompañado de la música, el ritmo o el canto.

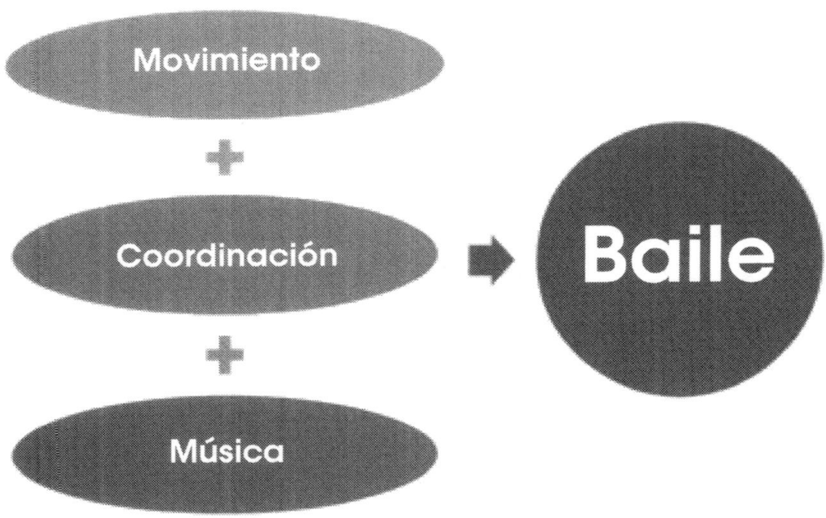

Hay otras situaciones, aparte del baile o de la danza, en las que debemos aplicar el movimiento corporal. Básicamente casi todas las acciones conscientes o inconscientes que llevamos a cabo durante el día: agacharse para coger un zapato, ponerse la comida en la boca, insertar la llave en la cerradura, esquivar un obstáculo en el suelo cuando andamos requieren de un aprendizaje consciente o inconsciente. La música en el baile es una herramienta que nos permite trabajar el movimiento corporal con gran eficacia.

La música y el movimiento

Es evidente que la música ayuda a estimular el movimiento. Nuestros pequeños la oyen y se mueven, riendo, haciendo palmas y flexionando las rodillas. Este es un movimiento que podríamos considerar habitual en nuestros bebés. Con la música estimulamos movimientos desde una temprana edad. Canciones de balanceo, de deditos, de palmitas, las que hacen que se toquen diferentes partes del cuerpo, que marquen diferentes acciones les gustan y disfrutan con los movimientos mientras desarrollan capacidades.

Hay muchas canciones como *Palmas palmitas, Pata manetes, A mi burro* que podemos cantar con ellos y tocarles las partes del cuerpo o, si son mayores, cantarlas y bailarlas con ellos. Encontrarás multitud de ejemplos en internet o en libros y CD´s tanto de grupos especializados en música infantil como *Cantajuegos*, o en los materiales de dibujos animados como los de Pocoyó. La siguiente canción puede servirte de ejemplo:

A mi burro

A mi burro, a mi burro
le duele la cabeza
y el médico le manda
una gorrita negra.
Una gorrita negra.

A mi burro, a mi burro
le duele la garganta
y el médico le manda
una bufanda blanca.
Una bufanda blanca,
una gorrita negra.

A mi burro, a mi burro
le duele el corazón
y el médico le manda
gotitas de limón.
Gotitas de limón,

una bufanda blanca,
una gorrita negra.

A mi burro, a mi burro
le duelen las costillas
y el médico le manda
chaquetita amarilla.
Chaquetita amarilla,
gotitas de limón,
una bufanda blanca,
una gorrita negra.

A mi burro, a mi burro
le duelen las pezuñas
y el médico le manda
que se corte las uñas.
Que se corte las uñas,
chaquetita amarilla,
gotitas de limón,
una bufanda blanca,
una gorrita negra.

A mi burro a mi burro
ya no le duele nada
y el médico le manda
jarabe de manzana.
Jarabe de manzana,
que se corte las uñas,
chaquetita amarilla,
gotitas da limón,
una bufanda blanca,
un gorrita negra.

Otras canciones sirven como elemento educativo referido a la higiene corporal, como la canción *Lávate las manos* de los Lunnis o la canción *Don Pin Pon* en la que los niños cantan como el muñeco Don Pin Pon se lava la cara con agua y jabón, se peina... Con este tipo de canciones podemos educar tanto en el aspecto del cuidado personal como en los movimientos, ya que al cantarla los niños realizan los gestos de las acciones de Don Pin Pon.

Una de las actividades que se realizan en educación infantil relacionada con la música y el movimiento es la psicomotricidad. En ella se trabajan conceptos relacionados con el espacio: arriba, abajo, delante, detrás, izquierda o derecha; el equilibrio, desarrollar movimientos y la interacción con otros niños. La música está presente en muchas de las actividades de la psicomotricidad mediante juegos de palmas, canciones con movimientos, corros, rapidez, de manera que los más pequeños aprenden a gestionar los movimientos, a tener un control sobre su cuerpo y todo ello de manera lúdica. La improvisación y la libertad de movimiento y juego en el espacio también están contempladas en las sesiones de psicomotricidad.

También en educación infantil, así como en ciclos superiores, se puede trabajar con el sistema Dalcroze explicado en el capítulo 3, ya que en él se desarrolla el aprendizaje sensorial de la música mediante el movimiento del cuerpo. En el método Dalcroze, la expresividad, la espontaneidad, los reflejos y la improvisación de los movimientos se trabajan combinados con movimientos dirigidos como marchar según la velocidad sea de negra, corchea, corchea con punto-semicorchea así como la coordinación de movimientos con la práctica instrumental.

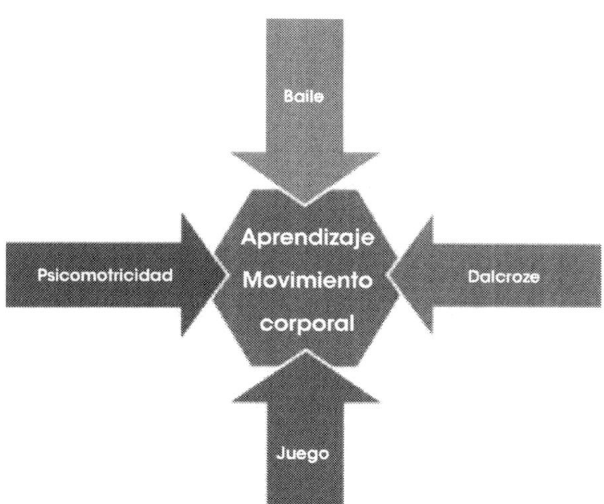

Canciones de movimiento en las que los niños levantan los brazos cuando sale el sol, pliegan las manos bajo su carita cuando cantan duermen, abren los brazos para significar grande o juntan los dedos para decir «pequeño» son ideales para trabajar la expresividad corporal. El cuento y los juegos también permiten la realización de movimientos, caras y sonidos que contribuyen en su desarrollo mental y físico.

La música y la coordinación

Las canciones infantiles con movimientos derivan a canciones coreografiadas. Bailar y cantar a la vez son dos actos frecuentes en la mayoría de cantantes pop. A los niños les encanta bailar canciones que oyen en la radio o ven en la televisión, además de cantarlas. Este es un recurso fabuloso que podemos aprovechar como educadores. Trabajamos la expresividad vocal y la corporal, pero también la música teórica, ya que podemos estudiar la pieza adaptando este estudio al nivel de los alumnos: lectura de notas, compás, ritmos, armonía, etc.

Hay infinidad de piezas que nos sirven. Podemos encontrar canciones totalmente coreografiadas con movimientos sencillos de cuatro tiempos como *Macarena* de Los del Río, o *Saturday Night* de Whigfield, que fueron auténticos bombazos y record de ventas llenando bares, discotecas, terrazas o estadios deportivos de todo el mundo, con personas de todas las edades bailándolas siguiendo sus coreografías. Podríamos decir lo mismo del *Baile de los pajaritos*, en el que se hacen diferentes movimientos individuales y de grupo.

Otro ejemplo de coreografías que podemos aplicar en la clase de música es *Follow the lider* de SBS, en la que más que tener un baile coreografiado, la letra de la canción va marcando lo que hay que hacer: Arriba, abajo, izquierda, derecha, que es el ejemplo de una traslación de las canciones infantiles de movimiento a una canción moderna completamente popular que continúa sonando en todos los bailes de Fiesta Mayor o de Fin de Año.

Bailes de este tipo encontraremos también en las canciones-juegos de campamento como el *Hocky Pocky*, conocido también como *¡Hey, Boogie-Boogie! ¡Hey!* En él, los participantes se sitúan en círculo y según lo que indica la letra de la canción: corren, ponen la mano adentro, afuera, la hacen girar con canciones de este tipo o el *Follow the líder*, por ejemplo, trabajamos la motricidad gruesa.

Hay canciones en las que está marcada o coreografiada solamente una parte de la canción, generalmente el estribillo. Un ejemplo de estas canciones es el famoso *Waka Waka* de Shakira o el *Ai se eu te pego* de Michel Teló. ¡El *Gangnam Style* de PSY lo bailan, al igual que el *Waka Waka*, mucho mejor los niños que muchos adultos! Su capacidad de mimetizar es sorprendente y, en este caso, provechosa. Los bailes coreografiados nos permiten trabajar la coordinación y la socia-bilización.

¡Con el baile en línea trabajamos muchas capacidades mientras mejoramos el estado físico y nos divertimos!

Otro exitazo que nos sirve para trabajar la coordinación corporal es el *No Rompas más* de Coyote Dax, que es la versión en español de *Achy Breaky Heart* de Billy Ray Cirus. Esta pieza nos sirve para introducirnos en el mundo del baile en línea. Con este tipo bailes, que abarcan más que el country, trabajamos muchas habilidades:

- **La coordinación corporal**: al hacer diferentes movimientos con las piernas y los brazos, como hacer palmas primero arriba derecha, luego abajo a la izquierda...
- **La memoria:** recordar la coreografía, que puede ser muy complicada con un gran número de pasos.
- **El reconocimiento de patrones:** La coreografía se crea en base a unos pasos fijos: el rock, el cha-cha-chá (triple *step*), el *sailor step*, *kick*, *stomp up* que constan de diferentes pulsaciones, y que se combinan entre ellos para formar cada coreografía. Por ello todas son diferentes, aunque repitan los pasos, no lo hacen con la misma serie.
- **Los números:** El baile se basa en contar los tiempos, tener presentes el número de paredes (lados hacia los que se realizará la coreografía).

- **Las funciones ejecutivas:** al programar, pensar en una serie de pasos...
- **La I. espacial:** al poder ver mentalmente la estructura del baile con los movimientos, giros, movimientos del grupo adelante, hacia un lado u otro y hacia atrás..
- **La I. interpersonal:** Ayuda al desarrollo de la interacción con los demás. Ayuda a la sociabilización.
- **La I. intrapersonal:** Al ir mejorando cada día, nuestra sensación de bienestar va mejorando con el baile y nuestra autoestima va en aumento.

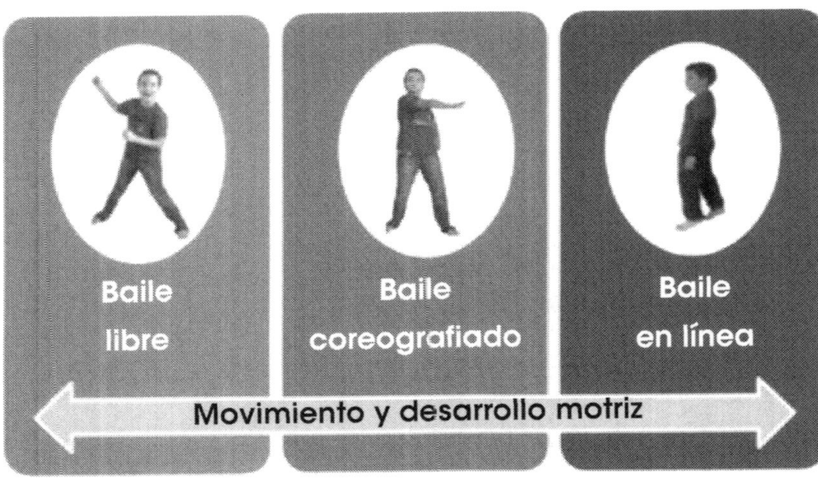

Un buen ejercicio puede ser diseñar y montar coreografías entre todos. Decidir la canción, los pasos, contar los tiempos, los compases, ponerlas en práctica, ensayarlas y mostrarlas ejercita su imaginación, decisión, espíritu de trabajo y cooperación con los demás. Lo mismo que hemos tratado con el baile en línea sería extrapolable a la danza clásica. Varían los pasos, pero no el desarrollo de capacidades que se realizan al efectuar el aprendizaje y la práctica de una pieza en danza clásica.

El estudio de baile clásico, hip hop, baile en línea es una actividad buenísima para el desarrollo de la inteligencia corporal-cinestésica. Estudiar cualquier tipo de baile o danza exige conocer y controlar el propio cuerpo. Cada tipo de baile tiene su dificultad particular por lo que uno no es mejor que otro, ya que todos trabajan la memoria al tener que recordar la coreografía, se debe contar, la motricidad gruesa y fina: desde levantar un brazo a colocar un dedo en una posición determinada. Las sesiones de danza ayudan también a la sociabilización y al incremento de la autoestima al ver cómo vamos progresando paulatinamente.

En la música tradicional disponemos de diferentes bailes que ayudan a trabajar la coordinación. Un ejemplo de ellos lo tenemos en los *Bastoners* en Cataluña. Los conocidos *Balls de Bastons* se basan en que cada bailarín lleva un *bastó* (palo) en cada mano, y con ellos van picando entre ellos, con los compañeros de delante o los que tiene a derecha o izquierda. Aparte de la coordinación con los compañeros, está la figuración y los pasos del baile que realizan, pues unos pican por debajo de otros, a derecha, a izquierda, al frente, al suelo.... los movimientos cruzados son frecuentes y ello desarrolla muchísimo las capacidades motoras, por lo que el aprendizaje del movimiento corporal es muy elevado. La precisión del movimiento, de cuándo golpear, dónde golpear, los giros, el movimiento de piernas (algunas agrupaciones llevan cascabeles en los tobillos), hacen del *Ball de Bastons* un ejercicio danzado excelente para trabajar la coordinación corporal además del desarrollo de la inteligencia corporal-cinestésica.

La percusión es un elemento que también ayuda al desarrollo de las capacidades corporales. Exige un control de precisión, presión, saber en qué parte golpear para obtener un sonido u otro grupos como Mayumana, con sus coreografías combinadas con multitud de ritmos, o grupos de batucada, con su movimiento corporal son fantásticos para el desarrollo de las capacidades musicales y corporales.

También existen diferentes juegos en los que se relacionan la música y la acción corporal. Podemos hacer juegos como el «Tren de los ritmos» explicado en el capítulo 1, en el que trabajamos la concentración y la motricidad fina al tener que marcar los ritmos de manera precisa con las manos. También en el mismo capítulo hay el juego «Congelados», que es un estilo de juego como el de la silla, en el que uno debe sentarse tan rápidamente pueda al notar que se para la música. En el juego «Congelados» los niños se mueven libremente por el espacio, bailando, gesticulando y se quedan quietos, congelados en la posición que están cuando para la música.

Otro juego es marcar las líneas del pentagrama en el suelo y los niños deben pisar las notas que les indicamos o las que cantamos (de una canción sencilla y que deben saber). Con este juego trabajamos saltos de distintas longitudes, lo que mejora su motricidad.

Canciones de saltar la comba como *Popeye, Al pasar la barca, Yo soy la viudita del conde Laurel* también trabajan la motricidad gracias al salto coordinado. Las canciones que se cantan al jugar con las gomas elásticas como *Anclas-clas, petanclas-clas, azules-les, En la calle-lle veinticuatro-tro*, exigen un trabajo corporal más fino ya que combinan diferentes pasos con figuraciones con las gomas o hacer la rueda. Otro juego es picar de palmas con otro o más compañeros o más y cantar canciones. Con las palmas trabajamos los movimientos cruzados ya que tenemos que hacer palmas con nosotros mismos o con el compañero de delante, algunas añaden gestos y movimientos, así como percusión corporal.

La interpretación y la posición corporal

Un aspecto que debemos tener en cuenta cuando los niños estudien instrumento es la posición corporal que adoptan para interpretar. El estudio de un instrumento se basa en la repetición de movimientos fijos o mantener las extremidades en una posición durante mucho tiempo.

Es bueno tener una capacidad o inteligencia corporal bien desarrollada, pero también es muy importante saber aplicarla como en el caso de la interpretación instrumental. Así como los deportistas o los bailarines calientan sus músculos, los músicos deberían también hacerlo. Practicar escalas, piezas sencillas previas al estudio o a la interpretación es una buena manera de preparar el cuerpo para lo que va a venir.

La higiene postural es fundamental para la salud de un músico

El movimiento es un elemento que se trabaja con música, pero también es indispensable para hacer música. Hay que tener en cuenta que estudiar un instrumento exige muchas horas y requiere una serie de movimientos repetitivos y posturas corporales que, sin una higiene postural correcta*, pueden causar lesiones en los estudiantes o los intérpretes.

La técnica Alexander** trata, resumiéndolo someramente, de cómo mover el cuerpo de la manera más sencilla, siendo las articulaciones las encargadas de realizar las torsiones y giros, en lugar de ser la columna vertebral, por ejemplo. También trabaja la corrección postural por lo que está muy indicada para músicos. Hace muchos años mi profesora de violín me recomendó que hiciera un curso, y así fue. En el curso, yo era el único alumno que tocaba un instrumento y los demás eran actores, deportistas, amas de casa, oficinistas... La técnica Alexander no solo ayuda a corregir y relajar las posturas de los músicos, sino de cualquier persona que desee mejorarlas. Yo la continúo aplicando en muchas situaciones de la vida diaria como al hacer el movimiento de sentarme y de levantarme de la silla o coger un objeto del suelo, como ejemplos no musicales.

Recapitulando...

La música y el movimiento son dos elementos que van unidos. Ya un bebé que apenas puede mantenerse en pie, baila o se mueve cuando oye música. La música y el baile se han interpretado juntos desde tiempos inmemoriales en los rituales de aparejamiento, fiesta de cacería o recolección, preparación para la guerra.

En la educación no debemos obviar este hecho, ya que con la incorporación del baile, movimientos, o determinados juegos, ayudamos a que nuestros niños puedan desarrollarse mejor y tengan una motricidad mejor. Como he ido recordando a lo largo del libro, no hace falta

* Podéis encontrar más información en el libro: Velázquez, Ana: *Como vivir sin dolor si eres músico*, Taller de Música, Ma non troppo, Robinbook, Barcelona, 2013.

** Podéis encontrar más información en el libro: García, Rafael: *Técnica Alexander para músicos*, Taller de Música, Ma non troppo, Robinbook, Barcelona, 2013.

crear genios, en este caso de la danza o del baile. Solamente aportarles unas herramientas y capacidades para su desarrollo y que ellos podrán utilizar, si quieren, cuando lo necesiten.

Podemos interactuar con nuestros niños cantándoles canciones, y bailar con ellos, montar coreografías, enseñarlas al resto de familiares en una comida, cena o, si es en la escuela, en un festival que se organice u organicemos nosotros para la ocasión. Esto no es obligatorio, ya que durante los ensayos ya se trabajan las capacidades, pero si saben que hay una exposición pública después, su concentración, su capacidad de control de estrés y su motivación van en aumento y ello les ayuda también en situaciones futuras, como preparar un examen, presentarse a una entrevista de trabajo o exponer el trabajo del crédito de síntesis al final de cada curso de la ESO o del trabajo de investigación en bachillerato (depende del proyecto educativo de cada comunidad autónoma).

Los diferentes tipos de música pueden servirnos perfectamente para trabajar el desarrollo motriz. Hay diferentes métodos como el de J.Dalcroze o bailes determinados como los de salón, los de línea, danza clásica, tradicionales, pop, etc., podemos hacer un sondeo en clase, saber cuáles son sus inquietudes y sus necesidades y poder aportar lo que demandan, siempre dentro de las posibilidades que tengamos en el centro en que nos encontremos.

Podemos preguntar a los alumnos si entre ellos hay alguien que estudie algún tipo de baile fuera de la escuela y si nos podría enseñar qué es lo que hace. En una misma aula o ciclo podemos encontrar alumnos que estudien o practiquen diferentes bailes que pueden mostrar y, por qué no, enseñar a sus compañeros. Trabajamos sus capacidades corporales, musicales y la inteligencia emocional al desarrollar su autoestima, sus relaciones sociales.

Juegos como saltar a la comba, palmas o gomas incorporan la música como un elemento indispensable, ya que es ella la que marca el cambio de movimiento, si entra un nuevo jugador, si debe salir de la comba, la posición que se hace con la cuerda, lo que hago con las palmas, la percusión corporal.

La higiene postural es un elemento importante para evitar dolencias, no solo en el ámbito musical, sino que podemos extrapolarlo a cualquier situación de la vida cotidiana. Dolores lumbares, cervicales,

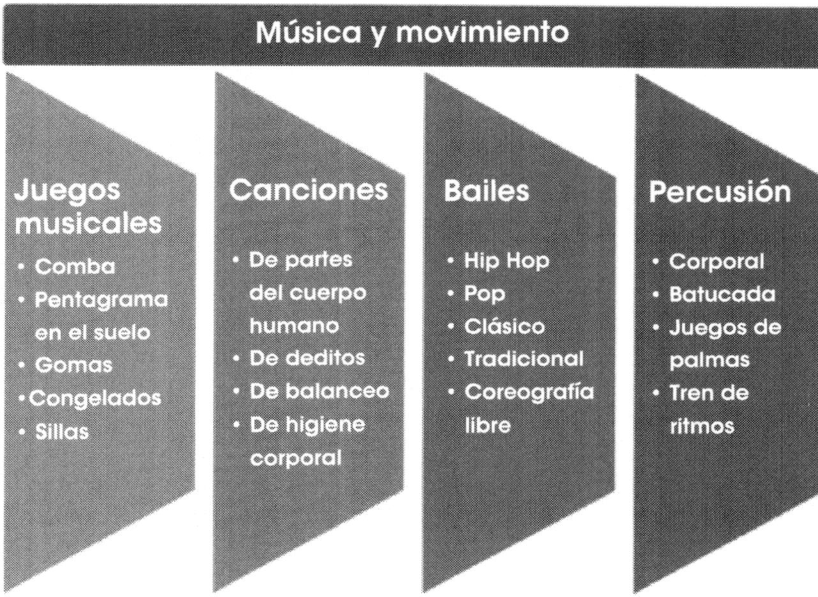

muchas veces son motivados por estar sentados en una posición incorrecta, tanto en casa, como en la escuela, como en el trabajo. Estudiar un instrumento aporta mucho más que el aprendizaje musical. Los conceptos e ideas que se aplican el estudio de un instrumento sirven en multitud de ocasiones fuera de lo que es la educación musical.

7

MÚSICA Y EMOCIONES

Hablar de música y emociones puede convertirse en una batalla sobre las sensaciones que «debemos» sentir al escuchar «*noséquéobra*». No te preocupes, que en este capítulo no trataré qué música es buena o mala, ni qué sensaciones hay que sentir al escuchar una balada *heavy* o un dificilísimo solo de guitarra u otro ejemplo musical. Nadie se siente igual ante un hecho, ni reacciona de la misma manera. Sucede lo mismo con la música. Aquello que a mí me emociona, puede que a ti te deje indiferente o viceversa, y ambas opciones son correctas. Debemos tener presente que aquello que nos gusta, no tiene porqué gustar a nuestros alumnos ni a nuestros hijos.

Tampoco nos hace sentir lo mismo toda la música de un estilo. Que te guste el pop o la ópera no significa que te gusten tooooooodas las canciones pop, ni tooooooooodas las óperas escritas, ni todas las del mismo autor, ni las del mismo cantante. Y que te guste el pop o el country no significa que no pueda gustarte el jazz, el hip hop o la música antigua. todo tiene su tiempo, depende del momento y de como nos encontremos. Si queremos bailar en una fiesta, no pondremos la misma música que en un momento de intimidad a la hora de querer seducir. No descubro nada nuevo, pero a veces conviene recordarlo.

El gusto es modificable. Eso es bueno.

La música es un arte vivo. Cada concierto es diferente, los músicos tocan diferente, nosotros nos sentimos de manera diferente dependiendo de lo que nos ha pasado últimamente, y por ello nuestra percepción es variable. Aquí radica la esencia del arte, ya que cada uno siente unas sensaciones distintas frente a un mismo hecho: un cuadro, una canción, una película por lo que no hay música mejor que otra, si no que una puede ser más adecuada al momento que otra. Piensa que tu canción preferida puede dejar de gustarte por el motivo que sea: porque ya no nos transmite lo mismo, o porque la aborrecemos de tanto escucharla, o hay otra que nos gusta más. Por suerte el gusto no es ni fijo ni universal.

En este capítulo no voy a tratar aspectos de la musicoterapia* o del método Tomatis ya que ambos se utilizan en el área terapéutica para tratar diferentes tipos de dificultades, trastornos, enfermedades y situaciones médicas que deberían ser tratados con especial mimo y cuidado por especialistas.

La música y la inteligencia emocional

La inteligencia emocional está muy de moda. Oímos hablar de ella en la radio y en la televisión. Aparece en el periódico en los suplementos del fin de semana. Pero realmente ¿Qué es la inteligencia emocional? ¿Se puede desarrollar como las demás inteligencias? ¿La música ayuda a su desarrollo?

Podríamos definir la inteligencia emocional como la capacidad que nos permite gestionar nuestras emociones, sentimientos y reacciones ante los hechos y también percibir y entender las de los demás. Daniel Goleman es uno de los principales teóricos en el estudio de esta inteligencia. En cuanto a las inteligencias múltiples de Howard Gardner comentadas en el capítulo 1, la inteligencia intrapersonal y la interpersonal formarían lo que entendemos como inteligencia emocional.

Podemos desarrollar la inteligencia emocional desde muy pequeños. Ya el contacto con nuestra madre y el vínculo afectivo que desarrollamos para con ella es fundamental en los primeros meses de vida. Trabajar la inteligencia imocional requiere autoconocimiento y voluntad, y a veces no es tan fácil como podría parecer, quizás por la educa-

* Podéis encontrar más información en el libro: Pereyra, Gabriel: *Musicoterapia*, Taller de Música, Ma non troppo, Robinbook, Barcelona, 2013.

ción que hemos recibido o por lo que nos marca la sociedad. El YO interior muchas veces queda oculto sin poder aparecer en múltiples situaciones y ello nos provoca resignación, rabia, frustración, sometimiento.

La música alimenta el alma

Muchas veces la música nos hace sentir vivos. Es como si vivificara nuestra alma. Cuando hacemos sesiones de relajación la música contribuye a que podamos relajarnos, a meditar, a descansar la mente y el cuerpo cuando estamos en una fiesta con la pareja y con los amigos, nos sentimos libres, alegres, impetuosos, incluso eufóricos. Cuando estamos tristes nos ayuda a llorar y a expulsar aquello que llevamos dentro y nos causa dolor. La música crea sensaciones que nos ayudan a canalizar nuestros sentimientos para poder sentirnos mejor.

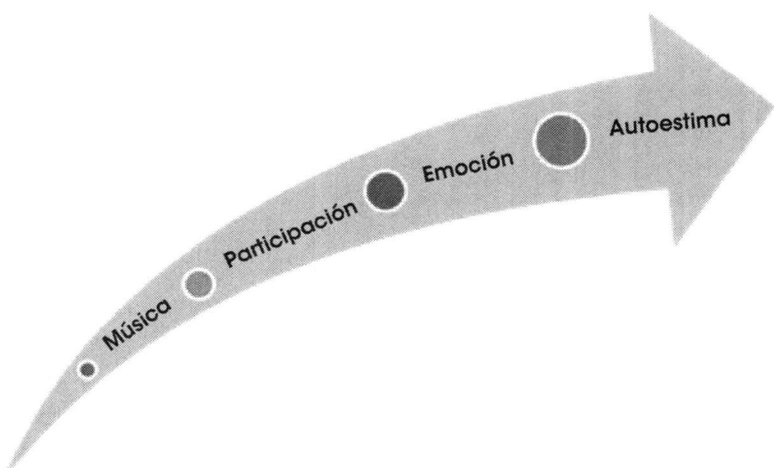

Si bien la autoestima es un elemento importante en el desarrollo de cualquier individuo, también lo es la capacidad de aceptar el error como algo positivo, como un aprendizaje. Cuando estés con los niños tanto en casa como en la escuela, puedes equivocarte expresamente, por ejemplo en el juego del «Veo, veo» si sabes qué cosa es la que tienes que adivinar, equivócate unas cuantas veces, deja que te corrijan. Cuando cantes una canción, equivócate en el texto. Deja que te corrijan. Aprovecha el momento para trabajar el aprendizaje del error y muestra una actitud positiva frente al error. Con ello trabajamos la tolerancia frente al error, la frustración, la empatía, elementos clave en la inteligencia emocional.

El error es un buen aprendizaje

Un niño que tiene ansiedad frente al error, o sufre frustración por equivocarse, no aprende de la misma manera a uno que hace del error una herramienta de aprendizaje. Si damos un valor positivo al error, ayudamos a que la ansiedad y la frustración vayan disminuyendo. Las canciones ayudan a que niños que tienen dificultades de pronunciación participen en las clases de lenguaje y de lenguas extranjeras, sin tener que quedar en evidencia frente a sus compañeros. Este es un recurso muy bueno ya que, además se sienten que forman parte del grupo clase.

Nuestra actitud frente al error debe ser positiva. Debemos darle las herramientas para que el niño vea que equivocarse es bueno ya que le ayuda a aprender. Frases tipo: «Eres un desastre», «Nunca aciertas nada», «No aprenderás a multiplicar en tu vida» o «Tú no sirves para cantar» son destructivas en el aprendizaje ya que crean más ansiedad frente a las preguntas y ello motiva que el niño no pueda concentrarse y esté más pendiente de no equivocarse que del razonamiento de la respuesta. Estímulos como «Seguro que esta vez sale mejor», «Si lo intentas de nuevo pensando en *esto* y *aquello*, verás como sale bien», tratan el error de manera positiva y ayudan a crear la base de la confianza.

Nuestra actitud es el mejor ejemplo

Valorar positivamente el esfuerzo y la consecución de un resultado positivo es una inyección de energía que aumenta la autoestima y ayuda más en el aprendizaje que una regañina. Aprovecha para preguntarle algo o hacer algo al niño que sabes que puede hacerlo bien y tiene dificultades para otras materias. Con ello estimulas su autoconfianza y le enseñas pautas que podrá aplicar en aquello con lo que no es tan diestro.

La música ayuda a superar el error en la pronuncia. Hacemos antes de Saber. No me canso de repetirlo pero es cierto. Si cantamos liberamos tensiones, respiramos correctamente y ello nos relaja. Problemas de dicción, tartamudez o pronunciación pueden trabajarse mediante el canto por parte de los especialistas, por ejemplo.

La empatía, saber ponerse en el lugar del otro, respetar, entender actitudes, razonamientos, esfuerzos, sentimientos... Todo ello podemos trabajarlo también con la música. Hay canciones que refuerzan la empatía. Puedes buscarlas en cancioneros de grupos infantiles o juveniles. También encontrarás un buen repertorio en las canciones de «campamento». Otro ejercicio que desarrollará su inteligencia es crearlas vosotros mismos. Con la empatía trabajamos el autoconocimiento y la tolerancia.

Una buena salud emocional disminuye el estrés, la ansiedad y la tensión.

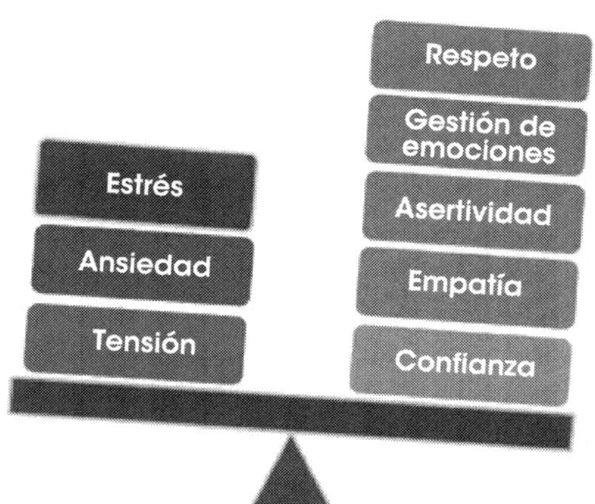

Asimismo, la asertividad, hacer valer la opinión de uno mismo, expresarse respetuosamente y que te respeten, saber decir NO puede trabajarse desde la música. Podéis hacer una ronda de juego en el que se cante la primera estrofa de una canción que propone un alumno, luego otro y así las estrofas que creas necesario. Podemos crear canciones entre todos. Todas las opiniones son bienvenidas y razonadas. Podéis hacer el texto del himno de la clase, la música. Decidir qué villancico cantar en Navidad, los instrumentos que pueden sonar puede ser un trabajo de clase, no solo una elección del profesor. Trabajar la asertividad de los alumnos no es decir SÍ a todo lo que digan, ya que pueden haber ideas que no puedan realizarse y si razonas con ellos llegarás a un entendimiento, pero aun así, conviene tenerlas en cuenta ya que estas ideas pueden conducir a otras más plausibles, o servir en otra ocasión. Podéis crear el «Buzón de las ideas» y aquellas que no se aprovechan en una ocasión, consultarlas en las siguientes.

El respeto es fundamental en las relaciones sociales. Respetar a los demás, sus decisiones, opiniones o maneras de pensar, que nos respeten respetarse a uno mismo.

La música y la autosuperación

Estudiar música es un acto de autosuperación. Cada sesión de estudio es un paso adelante por pequeño que sea. Cualquier instrumento es válido. Todos tienen su dificultad y superarla es un reto al que nos enfrentamos cada vez que trabajamos un estudio o estudiamos una pieza.

Tal y como vimos en el primer capítulo, estudiar un instrumento musical ayuda a desarrollar más capacidades que solo estudiar música. Pero estudiar un instrumento musical aporta mucho más. Estudiar un instrumento requiere unos hábitos diarios de trabajo en casa, que pueden ir desde unos minutos cuando empezamos, a varias horas cuando la carrera musical está ya más avanzada.

Para ello, la autocrítica, el tesón y el esfuerzo son indispensables desde la primera sesión. Ello no significa que estudiar un instrumento musical no aporte diversión o emoción. Todo lo contrario. Hay que tener en cuenta que si estudiar un instrumento musical no te emociona, vale más que cambies el instrumento a que aborrezcas la música.

Estudiar un instrumento musical es duro, no lo voy a negar, pero ¿qué no exige un poco de esfuerzo en la vida? Estudiar música pide trabajo diario, ilusión, autoexigencia para obtener un resultado, lo que nos provoca autosuperación, felicidad, alegría y aumento de la autoestima una vez hemos conseguido superar un obstáculo. Todo esto es un aporte a la educación de cada estudiante. Estudiando un instrumento musical aprendemos que con esfuerzo, repetición, constancia, autoexigencia obtenemos mejora en los resultados, y esto nos hace sentir bien con nosotros mismos.

Estudiar un instrumento musical es un aprendizaje para la vida diaria ya que, aparte de los conocimientos musicales adquiridos, se aprenden una serie de valores y capacidades que son indispensables para la educación y para la vida en sí misma, puesto que podrán aplicarlos en las relaciones personales o en el trabajo. Aprenden a no rendirse ante la dificultad y a esforzarse para obtener un resultado positivo en cualquier aspecto de la vida.

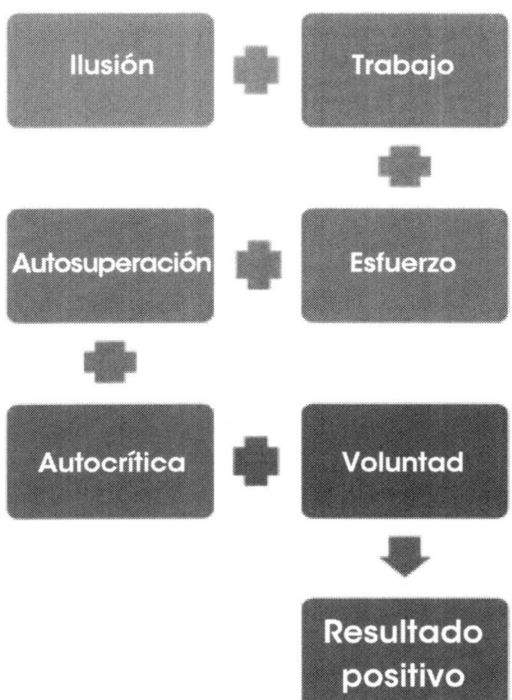

Yo prefiero que un niño aprenda que con estos valores se obtienen resultados positivos, a que piense que con una pataleta puede conseguir lo que desea. ¿Y tú?

La música y la relajación

Nadie pide que todos los que estudiamos música seamos unos número uno. El límite lo marcamos nosotros mismos. A veces sucede que grandes profesionales de la medicina, abogacía, construcción, jardinería, administración, informática, restauración son grandes intérpretes a nivel particular, es decir, que utilizan la música como elemento de relajación, momento de escape o de recogimiento con uno mismo. Otras veces sucede que el juego de aprender un instrumento acaba por convertirte en un profesional de la música. Las dos opciones son igualmente válidas. Imagínate llegando a casa después de un duro día en el campo y, después de la ducha, sentarte frente a tu piano a tocar tu música preferida. Piensa en lo desestresante que puede ser cantar acompañándote del banjo después de una larga sesión de papeleo detrás de tu mesa de despacho.

La práctica de la música es una opción de relajación

La música es un recurso que utilizamos para relajarnos. Tanto en una sesión de yoga, como de reiki, en una cena romántica, en un momento para hablar o de relax, creamos un ambiente que nos sosiegue y sea propicio a la tranquilidad. La música ayuda a crear estos ambientes o atmósferas. No importa qué música escojas. Lo importante es que te relaje. Puedes utilizar música con sonidos de fondo como cantos de pájaros, lluvia, torrentes de agua que fluyen. Puedes utilizar tus canciones preferidas. Tú decides. Piensa que si tú estás relajado, transmites paz y sosiego a los demás, y si por el contrario estás nervioso, transmites ese nerviosismo, y los niños lo perciben.

Una amiga mía que se dedica a la pedagogía me comentó que en su centro de estudios ponen música ambiental en las clases. Los niños al principio se sorprenden, pero luego se habitúan y se concentran en lo que están estudiando en un ambiente tranquilo y sosegado. En casa puedes trabajar la relajación con tus hijos y crear nuevos vínculos afectivos. Lo mismo puedes hacer en la escuela. Encontrarás numerosa bibliografía sobre el tema en el mercado.

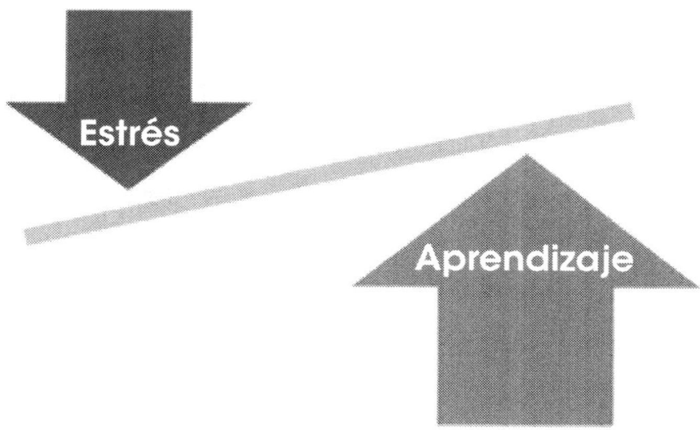

El estrés y el aprendizaje no son viables. La ansiedad, el estrés o la baja autoestima son factores que obstaculizan el aprendizaje, por lo que debemos intentar crear un ambiente propicio, sin halo de estrés en el aula para que el aprendizaje fluya y cada uno pueda aprender a su ritmo. Con la relajación los niños incrementan su capacidad de atención y concentración, aprenden a relajar el cuerpo y liberar tensiones físicas, a hacer frente a situaciones complicadas con más eficacia. Hay que tener en cuenta, no obstante, que la relajación y sus beneficios no son la solución a problemas conductuales, educativos o de salud, sino que son una manera de canalizar el estrés y una ayuda más en su día a día.

Si el niño domina y canaliza su ansiedad, creará un entorno adecuado para el aprendizaje ya que puede concentrar su atención en lo que está haciendo. Con ello aprende a no estar nervioso cuando le toca leer, le preguntan en clase de matemáticas, tiene que hablar en otra lengua, exponer algo frente a sus compañeros, o simplemente preguntar sus dudas al maestro.

La música y la socialización

La música es un elemento que está siempre presente en nuestra vida. Los actos sociales más importantes tienen música: celebraciones familiares, reuniones de amigos, encuentros deportivos, una cena romántica... la música nos acompaña siempre. Si nos lo propusiéramos podríamos incluso crear la banda sonora de nuestra vida, recordando hechos mediante las canciones: el viaje de fin de curso, un amor pasado, la primera canción de tu hijo, la que bailaste por primera vez con tu pareja, la que te cantaba tu madre cuando te acostaba...

Decimos que la música nos hace compañía. La escuchamos en casa cuando hacemos tareas. La escucho mientras escribo este libro. Nos acompaña cuando conducimos, paseamos, descansamos. Tarareamos cuando estamos relajados y felices, cuando no hay preocupaciones...

La música es un elemento socializador.

La música nos sociabiliza. Nos hace partícipes y crea vínculos con nuestros compañeros. La música es participativa, por ello cuando hacemos música obtenemos un resultado gracias a la colaboración de todos, sea cantando, tocando o participando del baile. La música es otro elemento indispensable tanto en casa como en la escuela. Por ejemplo un niño tímido puede integrarse en clase gracias a la música, bailes y juegos musicales en grupo.

A los niños les gusta cantar. Disfrutan de ello y aprenden con ello. Cuando cantamos regulamos nuestra respiración. Si respiramos desde el diafragma, nos relajamos, liberamos tensiones... disfrutamos mientras nos relajamos. Cuando cantamos en el estadio, en una fiesta, en un concierto, en la discoteca o en el coche, cantamos de otra forma, sí, y también nos gratifica, aunque técnicamente no sea la mejor manera de cantar. Aumenta la autoestima ya que nos sentimos partícipes e integrados en el grupo en el que nos encontramos. Disfrutamos. Lo mismo pasa con los niños. Piensa en el ejemplo de la canción de la Sardina.

Las canciones de socialización o de conocimiento, en las que, por ejemplo, se pregunta a alguien y este responde, son herramientas muy buenas para integrar niños tímidos o recién llegados a la clase. Canciones en las que el protagonista lleve gafas, sea bajito, o cualquier otra cualidad, y cuente cosas positivas de él, ayudan a la integración de niños que tienen las mismas características que el protagonista, ya que se sienten identificados con él. Por ello, si no encuentras ninguna canción adecuada, invéntatela. Realmente harás un gran favor al niño en quien estés pensando cuando la compongas.

Recapitulando...

Las habilidades sociales como la asertividad, la gestión de las emociones, la empatía, la confianza en sí mismo, son elementos para un óptimo desarrollo de la inteligencia emocional. Trabajarla puede ser difícil puesto que hay preguntas que no queremos hacernos, situaciones que quisiéramos evitar, pero si lo hacemos desde el corazón y no desde la rabia nos ayudarán a llevar una vida mejor. Si trabajamos las habilidades sociales con los niños evitaremos sufrimientos innecesarios, como el aislamiento, complejos, temores, sentimientos de inferioridad.

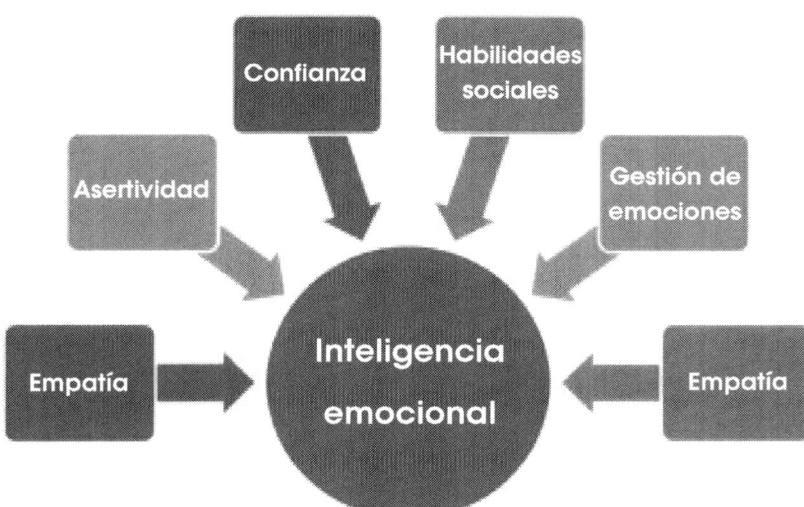

A lo largo del capítulo hemos visto como la música puede ayudarnos a trabajar la inteligencia emocional mediante las canciones, la participación en juegos musicales, creación de canciones... Piensa que hay que estar atentos a que TODOS los alumnos participen y se sientan integrados. Debemos hacerlo de una manera discreta pero eficaz.

Un ejemplo

Recuerdo la primera vez que en la escuela cantamos una canción de Navidad en Tagalo, una de las lenguas de Filipinas. Los alumnos filipinos estaban contentísimos de compartir su cultura. Los demás, incluido yo, entusiasmados por aquella lengua nueva y diferente. El día del concierto hubo lágrimas entre el público y algunos padres tanto filipinos como no filipinos me comentaron su emoción y aquella canción, por todo lo que conllevó, se convirtió en el mejor regalo de Navidad.

La música es un elemento que nos hace sentir. Con ella lloramos, reímos, recordamos, disfrutamos, nos integramos, conocemos, bailamos, amamos. Pero su estudio también nos aporta unos valores como la autocrítica, el tesón, la superación, espíritu de esfuerzo y voluntad, que se transforman en ilusión, emoción al ver que día a día se va mejorando, lo que incrementa nuestra autoestima y mejora nuestra estabilidad emocional. Estos elementos trasladados a otras áreas como la física, las matemáticas, las lenguas, visual y plástica, crean hábitos de estudio, por lo que el rendimiento es mejor. Estudios científicos han demostrado que los alumnos que estudian un instrumento musical obtienen mejores resultados académicos.

Cuando sean adultos, estos factores les ayudarán en su día a día, a conocerse y gestionar las emociones, a saber que todo cuesta y que un esfuerzo provoca una recompensa por pequeña que sea. Este es el mayor aprendizaje que pueden obtener estudiando un instrumento musical, además del goce de la interpretación y de los beneficios físicos que puede aportarles.

La música ayuda a forjar el carácter pero también contribuye a la relajación. Tocar un instrumento es una válvula de escape buenísima para sacar todo el estrés, la angustia o la ansiedad y llenar su espacio con un incremento de autoestima, de relajación, de tranquilidad o de disfrute, que no es poco.

Estudiar un instrumento musical ayuda a vivir mejor, ya que es beneficioso para mejorar nuestras capacidades, nos hace crecer como personas y nos aporta placer cuando interpretamos. Por todo ello, el aprendizaje de un instrumento musical, cualquiera que sea, debería ser un elemento indispensable en la vida de cada uno.

BIBLIOGRAFÍA

Arbonés, Javier, y Pablo Milrud, *La armonía es numérica*, RBA, Barcelona, 2011.

Beauvillard, Laurence, *Un instrumento para cada niño*, Ma Non Troppo, Robinbook, 2006.

Bilhartz, T.D., R. A. Bruhn, J. E. Olson, «The effect of early training on child cognitive developement», *Journal of applied developmental psychology*, nº 20, T- 4, 1999, pp. 615-636.

Busqué i Barceló, Montserrat, Maria Teresa Malagarriga i Rovira, *La música al parvulari i al jardí d'infància,* 1/Continguts, Publicacions de l'Abadia de Montserrat, Abadia de Montserrat, 1982.

Bustamante, Carmen, «El cantante Lírico», en *La voz, La técnica y la expresión*, Bustos Sánchez, Inés (coord.), Paidotribo, Badalona, 2007, pp. 89-114.

Degé, Franziska, Claudia Kubicek, Gudrum Schwarzer, «Music Lessons and Intelligence, A relation mediated by executive functions», *Music Perception, An interdisciplinary Journal*, vol. 29, nº 2, Music training and nonmusical abilities, diciembre de 2011, p. 195-201.

Ferrerós, María Luisa, *Inteligencia musical*, Libros Cúpula Scyla Editores, Barcelona, 2008.

Frega, Ana Lucía, *Música para maestros*, Graó, Barcelona, , 1998.

Galamian, Ivan, *Interpretación y enseñanza del violín*, Pirámide, Madrid, 1998.

García, Rafael, *Técnica Alexander para músicos*, Taller de Música, Ma non troppo, Robinbook, Barcelona, 2013.

Gardner, Howard, *Estructuras de la mente, la teoría de las inteligencias múltiples*, Fondo de Cultura Económica, Santa Fe de Bogotá, 2001.

—, *La inteligencia reformulada, Las inteligencias múltiples en el siglo XXI*, Paidós, Barcelona, 2007.

Gassull, Cecilia, «La voz en los docentes», en *La voz, La técnica y la expresión*, Bustos Sánchez, Inés (coord.), Paidotribo, Badalona, 2007, pp. 159-180.

Martín Jorge, Miguel Luis, Juan Antonio Mora Mérida, «La concepción de la Inteligencia en los planteamientos de Gardner (1983) Stenberg (1985) como desarrollos teóricos cursores de la noción de inteligencia emocional», *Revista de Historia de la Psicología*, vol. 28, nº 4, 2007, pp. 67-92.

Oriol, Maria de los Ángeles; «La inteligencia musical», *Eufonía*, nº 58, julio-agosto-septiembre de 2013, pp. 79-88.

Parra Peñafiel, Clara, «Musicoterapia i psicologia humanista», *Aloma, Revista de psicologia, ciències de l'educació i de l'esport*, nº 16, 2005, pp. 117-130.

Pereyra, Gabriel, *Musicoterapia*, Taller de Música, Ma non troppo, Robinbook, Barcelona, 2013.

Pírfano, Íñigo, *Inteligencia musical*, Plataforma, Barcelona, 2013.

Sarmiento, Pedro, «Música e inteligencia», *Quodlibet*, nº 1, 1995, pp. 32-36.

Sheppard, Philip, *Music makes your child smarter*, Artemis, Buckinghamshire, 2005.

Small, Christopher, *Música, sociedad, educación*, Alianza Música, Alianza, Madrid, 1989.

Toscano Fuentes, Carmen María, *Estudio empírico de la relación existente entre el nivel de adquisición de una 2ª lengua, la capacidad auditiva y la inteligencia musical del alumnado*, dir., Dra. María del Carmen Fonseca Mora, Universidad de Huelva, 2011.

Velázquez, Ana, *Como vivir sin dolor si eres músico*, Taller de Música, Ma non troppo, Robinbook, Barcelona, 2013.

Vilar, Josep Maria, *Recursos per aprendre a escoltar la música*, Col·lecció Dossiers Rosa Sensat, nº 48, Associació de Mestres Rosa Sensat, Barcelona, 1994.

Otros títulos de MA NON TROPPO

Teoría y práctica de la música

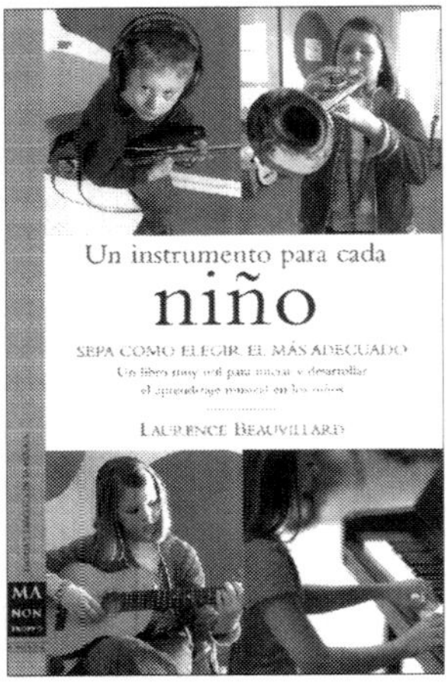

UN INSTRUMENTO PARA CADA NIÑO

Laurence Beauvillard

Una guía completa, clara y práctica para ayudarle a encontrar, junto con su hijo, el instrumento idóneo y más cercano a sus deseos, tanto si él ya tiene conocimientos de música como si aún no los ha adquirido. ¿Sabe qué le gusta más a su hijo? ¿Si le haría feliz aprender a tocar un instrumento de percusión o si, por el contrario, preferiría interpretar el violín, el piano, la trompeta o el clarinete? Si su hijo es ya un apasionado de la música, tan sólo tendrá que buscar el instrumento que mejor se adapte a su carácter, a sus habilidades y a su propia ilusión.

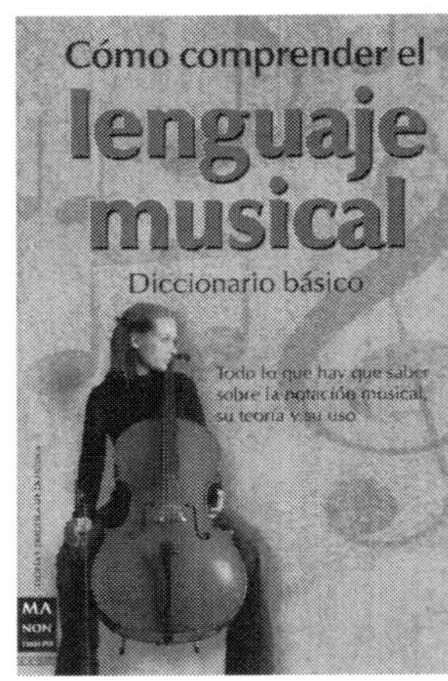

CÓMO COMPRENDER EL LENGUAJE MUSICAL

Tom Gerou y Linda Lusk

La fuente más práctica y concisa para conocer de manera exhaustiva todo lo referente a la notación musical, su teoría y su uso. Este diccionario, completo, preciso y riguroso, pero de fácil consulta, aborda todos y cada uno de los conceptos concretos y esenciales necesarios para comprender el lenguaje musical y, más específicamente, la notación. Con numerosos ejemplos gráficos de escritura musical, sus símbolos y elementos, esta obra de consulta se convierte en una herramienta utilísima tanto para el músico amateur y el estudiante como para el profesional, así como para quienes trabajen la música en soporte informático.

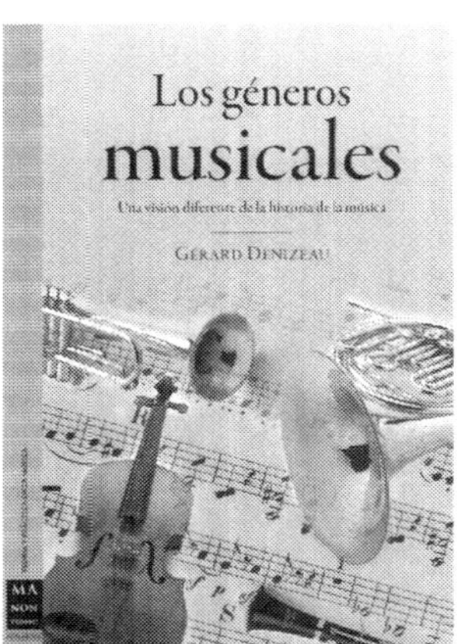

LOS GÉNEROS MUSICALES

Gérad Denizeau

Un apasionante recorrido por uno de los aspectos más olvidados por los especialistas de la historia de la música: el nacimiento y evolución de los géneros musicales. Los géneros musicales, desde su nacimiento hasta su desaparición o transformación, son parte de su historia y ponen de relieve las peculiaridades de cada época. Esta obra analiza la progresión cronológica de los géneros musicales religiosos y profanos, vocales e instrumentales desde la Edad Media hasta el siglo XX. Con un estilo sencillo, claro y ameno, a lo largo de sus páginas se reconstruye el nacimiento, desarrollo y evolución del género a través de elementos históricos.

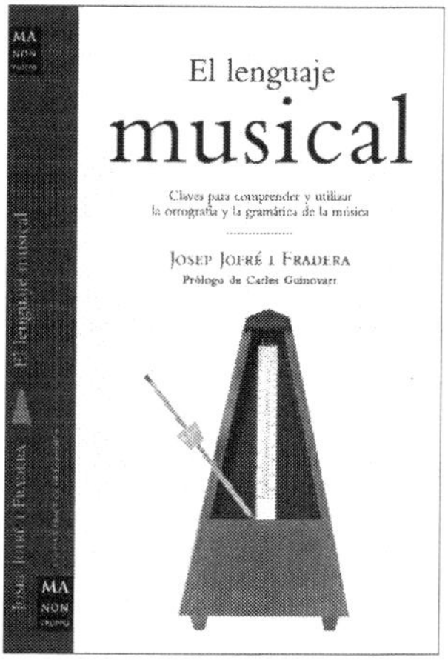

EL LENGUAJE MUSICAL

Josep Jofré i Fradera

Las claves para comprender y utilizar la ortografía y la gramática de la música. En esta obra, Josep Jofré combina la perspectiva histórica de esos elementos con una exposición detallada y clara de los fundamentos de la notación musical moderna. Este enfoque híbrido proporciona un conocimiento comprensivo y sistemático del funcionamiento de los elementos ortográficos del lenguaje musical, así como una pauta de aprendizaje progresivo de gran utilidad tanto para el estudiante de música como para el aficionado y el melómano.

LA PRÁCTICA DEL LENGUAJE MUSICAL

Josep Jofré i Fradera

Una valiosa guía docente y una fuente inestimable de sugerencias que convertirán el aprendizaje musical en un reto mucho más atractivo y estimulante. En este volumen, el segundo de la serie, dedicada por el autor al lenguaje musical, se tratan de manera especial los elementos sintácticos de base. Partiendo del estudio de la tonalidad y la jerarquía de los sonidos, Josep Jofré nos ofrece un texto fascinante, riguroso y útil tanto para el estudiante como para el aficionado

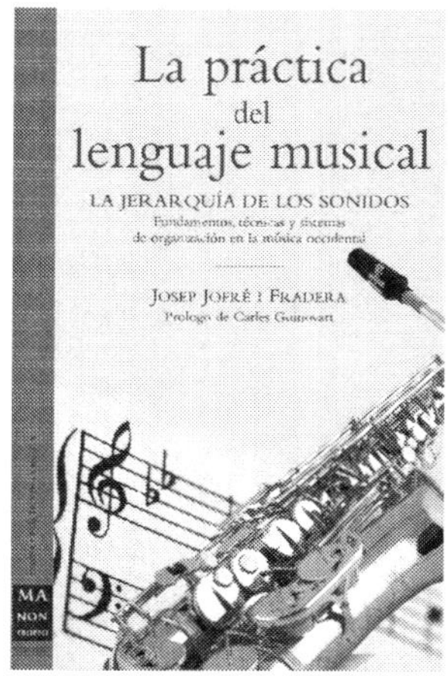

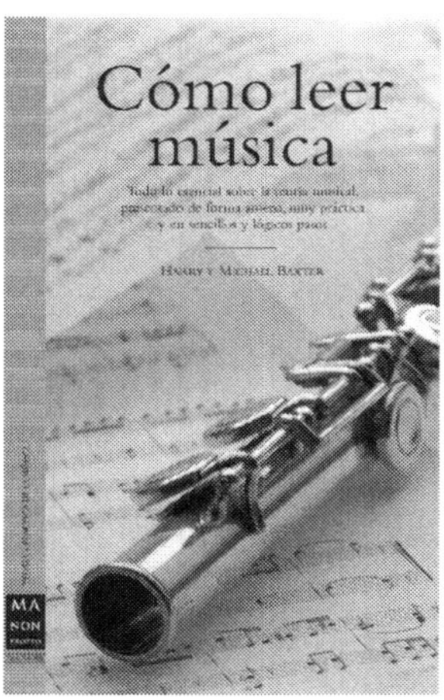

CÓMO LEER MÚSICA

Harry y Michael Baxter

Todos nos hemos sentido en muchas ocasiones atraídos por el arte musical, e incluso por algún instrumento en particular. Sin embargo, sabemos que para llegar a dominar cualquier rama de este arte se necesitan muchos años, voluntad y tesón. Por eso resulta de gran ayuda un manual básico, claro y ameno que explique de forma detallada y con pasos fáciles y lógicos todo el proceso de aprendizaje del solfeo y la escritura musical. Además, si está aprendiendo a tocar el piano, la guitarra o a cantar, necesitará una obra de consulta que, de forma clara y sencilla, le resuelva todas sus dudas sobre la escritura y lectura de pentagramas.

Taller de música

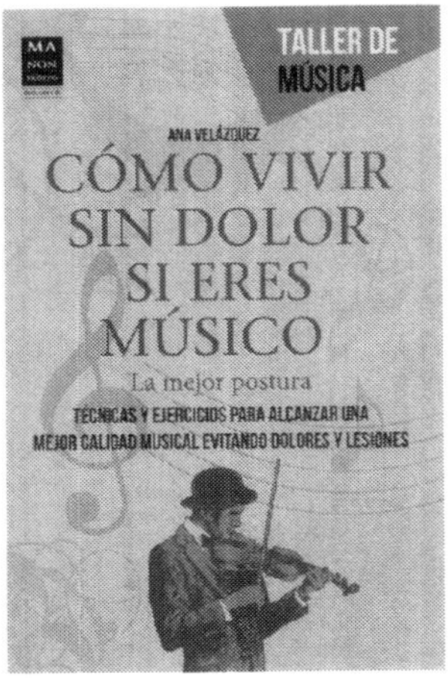

CÓMO VIVIR SIN DOLOR SI ERES MÚSICO

Ana Velázquez

Los músicos están expuestos –más que la mayoría de las profesiones– a lesiones musculares y articulares debido a la repetición de sus movimientos. La mejor manera de prevenirlas es enseñando desde los comienzos la más óptima colocación del instrumento y evitar las alteraciones en el sistema postural.

Este libro ofrece los recursos necesarios en cada tipo de instrumento para mejorar la postura interpretativa y evitar lesiones que mermen el trabajo de un músico. Tiene como finalidad optimizar el rendimiento y calidad artística del músico ya que ofrece recursos para mejorar la postura interpretativa y en consecuencia la relación que cada músico tiene con su instrumento.

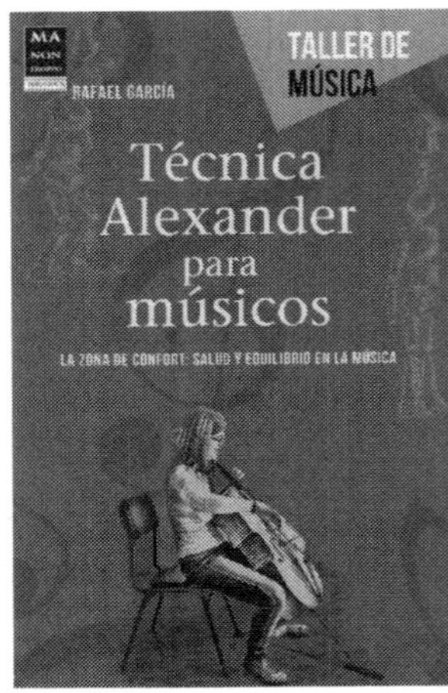

TÉCNICA ALEXANDER PARA MÚSICOS

Rafael García

La técnica Alexander es cambio. Un cambio de conducta que implica una visión más amplia de la música y del intérprete. La atención no se centra exclusivamente en los resultados, sino también en mejorar y cuidar todas aquellas áreas que conducen a una experiencia musical más satisfactoria.
Aprender a ver más allá del atril, levantarse de vez en cuando de la silla para tomar aire y reemprender la tarea con energía renovada, representa una medida saludable para el músico.
La técnica Alexander toma de la mano tanto las necesidades artísticas del intérprete, como los pilares del funcionamiento corporal que promueven en él una postura sana y movimientos libres. El resultado es beneficioso para ambos. La faceta artística del músico se amplía enormemente al reducir el número de interferencias en la interpretación, y a su vez, el bienestar corporal alcanzado lleva a una experiencia de mayor satisfacción.

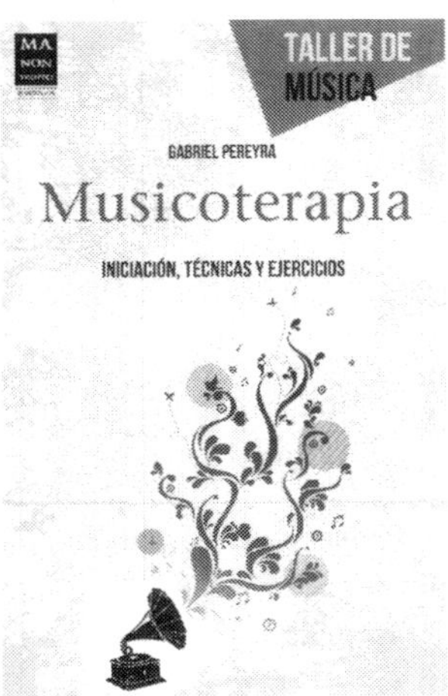

MUSICOTERAPIA

Gabriel Pereyra

Este libro ofrece un viaje por el mundo del sonido y del ritmo.
A lo largo de sus páginas irán apareciendo un sinfín de posibilidades inexploradas que puede otorgar el poder de la música, acompañadas de diversos ejemplos para mejorar el nivel de relajación o aumentar la concentración, y otros para combatir el estrés o aliviar el dolor.
Gracias a los ejercicios planteados, el lector podrá desarrollar su musicalidad y alcanzar el equilibrio en la vida cotidiana, agudizando los sentidos, y mejorando su salud física y mental.

- La influencia de la música sobre el cuerpo humano.
- Los cuatro tipos de oyentes.
- El efecto Mozart.